Joachim Broy

Die biochemische Heilmethode

Dr. med. Wilhelm Schüßlers

Wichtiger Hinweis: Der Autor hat große Sorgfalt auf die (therapeutischen) Angaben, insbesondere Potenzierung, Indikationen und Warnhinweise, verwendet. Dennoch entbindet dies den Anwender dieses Werkes nicht von der eigenen Verantwortung bezüglich seiner Verordnungen.

2. Auflage 1995 Klaus Foitzick Verlag, München
3. Auflage 2009 Foitzick Verlag GmbH, Augsburg
4. Auflage 2017 ML Verlag in der
Mediengruppe Oberfranken – Fachverlage GmbH & Co. KG, Kulmbach

Druck: Generál Nyomda Kft., H-6727 Szeged

Coverabbildung: Fotolia – Gerhard Seybert

Abbildungen: Deutsche Homöopathie-Union, Karlsruhe (Rückseite, S. 15, 59, 115 und 153)

www.ml-buchverlag.de

ISBN: 978-3-946746-05-8

Joachim Broy

Die biochemische Heilmethode Dr. med. Wilhelm Schüßlers

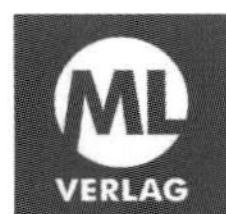

Dieses Buch ist meinem verehrten Schwiegervater Herrn Wilhelm Wintzen gewidmet, dem uneigennützigen Förderer der Schüßlerschen Biochemie, ohne dessen Unterstützung und Anregungen dieses Buch vermutlich nicht entstanden wäre.

Inhaltsverzeichnis

2. Teil
Charakteristiken der biochemischen Mittel und die biochemische Therapie nach Schüßler

3. Teil
Ergänzende biochemische Mittel, biochemische Salben und aktuelle therapeutische Beispiele

Anhang

Vorwort zur ersten Auflage

Diesem Buch liegt eine dreiteilige Gliederung zugrunde. Der erste Teil beschreibt die Theorie Dr. med. Wilhelm Schüßlers, dem Begründer der biochemischen Heilmethode.

Im zweiten Teil werden die speziellen Charakteristiken der biochemischen Funktionsmittel in ihrer praktischen Anwendung vorgestellt. Mit einer beispielhaften Darstellung der an die heutigen Bedürfnisse angepassten und erweiterten biochemischen Therapie endet das Buch.

Die beiden ersten Teile sind nicht als historischer Nachdruck konzipiert worden. Sie verfolgen im Wesentlichen den Zweck, zu dokumentieren, was der Begründer der biochemischen Therapie wirklich ausgesagt hat und in welcher Weise er seine Methode interpretierte. Das ist nach den Erfahrungen der letzten Jahrzehnte durchaus nicht mehr selbstverständlich.

Die Texte Schüßlers sind größtenteils über hundert Jahre alt. Sie wurden, wo notwendig, unserem heutigen Sprachgebrauch angepasst, ohne die Bedeutungsinhalte der Begriffe zu verändern. Dadurch soll die Lesbarkeit seiner Schriften erleichtert werden. Das gleiche gilt für die Schreibweise mancher Worte.

Einige Erklärungen Schüßlers zu den physiologischen Vorgängen sind weggelassen worden, wenn sie veraltet oder überholt sind.

Soweit sie aber seine Schlussfolgerungen oder Gedankengänge belegen, wurden sie mit aufgeführt, auch wenn sie nicht mehr ganz zeitgemäß sind. Es kam dem Verfasser darauf an, ein getreues Bild Schüßlers zu zeichnen.

Manche Indikationen wurden gestrichen, weil die biochemische Behandlung nicht mehr dem neuesten Stand entspricht und sicherere Methoden am Platze sind. Das gilt besonders für die Infektionskrankheiten.

Wieweit die eine oder andere Indikation noch aktuell ist, möge der Leser selbst entscheiden; zumindest als unterstützende Methode ist manches noch brauchbar, denn die Biochemie besitzt den großen Vorzug einer risikolosen Therapie.

Das Literaturverzeichnis ist überwiegend auf die Schüßler'schen Schriften beschränkt und nennt darum keine späteren Ausgaben über die Biochemie.

München, März 1993

Joachim Broy

Einführung

Im März 1873 erschien in der »Allgemeinen Homöopathischen Zeitung« ein Artikel unter dem Titel »Eine abgekürzte Homöopathische Therapie«, verfasst von Dr. Wilhelm Schüßler aus Oldenburg.

Mit dieser Veröffentlichung war eine Heilweise in Fachkreisen bekannt gemacht worden, die Jahre später den Namen Biochemie erhalten sollte und heute korrekter als »Biochemie nach Dr. Schüßler« bezeichnet wird.

Schüßler selbst, seit 15 Jahren homöopathischer Arzt, hatte in den 60er Jahren des 19.Jahrhunderts ursprünglich nichts anderes im Sinn, als eine neue homöopathische Arzneimittellehre zu schreiben, um einen wesentlichen Kern der Homöopathie, die Mineralstofftherapie, in besonderer Weise aus der großen Zahl der oft noch ungeprüften Arzneimittel herauszustellen und zur Grundlage einer neuen Richtung in der Therapie zu machen.

Schüßler wurde hineingeboren in eine Zeit, die erfüllt war von neuen Ideen und Erkenntnissen, in der sich die wissenschaftliche Medizin des 19. und 20. Jahrhunderts bereits ankündigte, während man sich in der letzten Phase des noch einmal aufgeblühten Humoralismus befand. Aus den vielen Äußerungen Schüßlers ist zu erkennen, dass er von diesen Strömungen noch stark beeinflusst war, was selbst in seiner doch »zellularpathologisch« orientierten Biochemie unverkennbar ist.

Es waren im Grunde genommen alle Fakten vorhanden, eine solche biochemische Therapie ins Leben zu rufen.

Bichat begründet 1800 die Histologie, und im gleichen Jahre wird auch der Terminus »organische Chemie« von dem Dichter Novalis geprägt. Dieser Ausdruck wird 1808 von Berzelius, der übrigens auch die Katalyse entdeckte, auf die Chemie der Lebewesen angewandt. Humphry Davy gelingt 1807 die Darstellung des Natriums und des Kaliums aus Pottasche und Soda mit Hilfe der Elektroanalyse. 1808 veröffentlichte Dalton sein epochemachendes Werk: »Neues System der chemischen Philosophie«, und gibt die Anregung, die Gesetzmäßigkeit der chemischen Phänomene mittels der Demokrit'schen Atomtheorie zu interpretieren.

Wöhler gelingt 1828 die erste Synthese eines organischen Stoffes, nämlich des Harnstoffs. Wöhler, Berzelius, Bunsen und Liebig begründeten mit ihren Forschungen die physiologische Chemie beziehungsweise Biochemie, wie sie später heißen wird. Liebig, der sich in der Agrarchemie große Verdienste erwarb, bewies die Lebensnotwendigkeit der großen Nahrungskomponenten: Eiweißstoffe, Fette und Kohlenhydrate. Nach Schleiden und Schwann, den Begründern der Zelltheorie (1839, »Die Zelle ist die wesentliche Einheit jedes Lebewesens«), analysiert und interpretiert der Schweizer Arzt Kollinear die Gewebe des menschlichen Körpers.

Zweifellos davon angeregt und nach dessen Methodik untersucht Virchow erkrankte Gewebe. Virchows Untersuchungen fußten auf der Schwann'schen Theorie, dass die Zelle die kleinste morphologische Einheit und damit ein Elementarorganismus sei. Demgemäß müssen alle grundlegenden Funktionen des Lebens in dieser Zelle zu erkennen und zu beschreiben sein. Nach Virchow gibt es keinen grundsätzlichen Unterschied zwischen Physiologie und Pathologie; Kranksein ist lediglich aus der Norm entgleiste Physiologie.

Die Krönung dieser wissenschaftlichen Forschung, die Zellularpathologie, gab Schüßler den entscheidenden Anstoß zu seiner Biochemie, und hier liegt auch der Ursprung der Schüßler'schen Gedankengänge.

Bei der Beschäftigung mit seiner selbstgestellten Aufgabe bekam er die Arbeiten Moleschotts und Liebigs in die Hände, die sich mit dem Mineralhaushalt der Tiere und Pflanzen befassen und die auch schon auf Ernährungsfragen eingingen. Schüßler selbst sagte dazu: »Ich habe es unternommen, die Chemie der Gewebe des animalischen Organismus auf das therapeutische Gebiet zu übertragen.«

Schüßler, der außer Virchow auch die Veröffentlichungen Liebigs und Bunges häufig zitiert, beginnt das Vorwort seiner »Abgekürzten Therapie« mit einer Würdigung der Schrift des Physiologen Moleschott vom »Kreislauf des Lebens«.

Dieser spricht erstmals von der Möglichkeit einer funktionellen dynamischen Kausalität der mineralischen Stoffe. Manche Interpretationen Schüßlers lassen daraus ihre Herkunft deutlich erkennen.

Er hatte sich außerdem mit den 1850 erschienenen Schriften von Beneke befasst, die vom phosphorsauren Kalk und seiner medizinischen Verwendung handelten.

Das alles waren die Fundamente seiner biochemischen Theorie, die im Jahre 1872 in seiner praktischen ärztlichen Tätigkeit konkrete Gestalt annahm.

Die Ärzteschaft – auch die homöopathische – stand anfangs der Lehre Schüßlers durchaus nicht feindlich gegenüber und es hat nicht an positiven Urteilen innerhalb der Fachpresse gefehlt, ebensowenig an ärztlichen Verfechtern seiner Lehre.

Unter dem Eindruck der in den 80er Jahren des 19. Jahrhunderts beginnenden wissenschaftlichen Entwicklung in der Medizin änderte sich auch ihre Einstellung zu Schüßler. Mit der Gründung der biochemischen Vereine ab 1885 wurde die Biochemie mehr und mehr in Laienkreisen bekannt, und es waren in der Folge die Naturheilkundigen, die sich dieser Heilmethode mit Erfolg annahmen. Wenn man nun sagen wollte, dass dadurch die Biochemie ausschließlich zu einer Populärwissenschaft geworden wäre, würde man der Idee Schüßlers und der biochemischen Heilmethode Unrecht tun.

Natürlich kann man heute die Lehre Dr. Schüßlers nicht mehr nach den Kriterien von 1898 ausdeuten. Die Ausdrucksmittel sind andere geworden. Eine neue Form, eine Synthese ist notwendig zwischen der Herkunft der Biochemie und den Ansprüchen unseres Zeitalters.

Von jeher war einer der fesselndsten Vorgänge auf dem großen Gebiet der allgemeinen Pharmakologie die Frage nach dem Wirkungsmechanismus der Arzneimittel. Besonders wichtig war in diesem Zusammenhang die Frage bei den so genannten »Außenseitermethoden«, wie auch der Biochemie Dr. Schüßlers. Für sie ist die Erklärbarkeit der Wirkung das erstrebenswerte und notwendige Ziel.

Das griechische Wort »Bios« heißt Leben, und Chemie ist ein Zweig der Naturwissenschaft, der von den Eigenschaften, der Zusammensetzung und der Umwandlung der Stoffe und ihrer Verbindungen handelt. Biochemie ist mithin die Chemie des Lebens, die Chemie im lebenden Organismus.

Schüßler spricht in seiner grundlegenden Arbeit über Störungen in der Bewegung der Moleküle, die er mit seinen Mitteln zu beseitigen versuchte. Es liegt also ein qualitatives Prinzip und in Bezug auf die Moleküle kein quantitativ-substitutionelles Geschehen vor.

So deuten zahlreiche Beobachtungen darauf hin, dass die Wirkung von Heilmitteln, und zwar sowohl allopathischer als auch biologischer, nicht ausschließlich als eine stofflich-materielle zu deuten ist, sondern mehr im Sinne einer Informationsübertragung, wie sie durch die Kybernetik dargestellt und beschrieben wird. Diese ist eine moderne Forschungsrichtung, die Steuerungs- und Regelungsvorgänge, Systemtheorie unter anderem zum Inhalt hat; ein wissenschaftliches Denkmodell, das auch die biologische Selbsterregung einschließt.

Der Organismus des kranken Menschen lässt zunächst eine Störung der physiologischen Selbstregulation erkennen, welche mittels eines Medikamentes zum normalen, den wechselnden Bedingungen entsprechenden Verhalten zurückgeführt werden soll.

Der kybernetische Denkstil wird in Zukunft noch mehr als heute neue Aspekte der Physio-Pathologie erschließen. Auch das richtig gewählte biochemische Funktionsmittel muss als ein arzneiliches Signal (Impuls – im Sinne von Anstoß) angesehen werden, das eine Bewegung oder Zustandsänderung in Gang setzt. Auf der Ebene der Gewebe und Zellen sind es in erster Linie Ionenfelder mit streng determinierten Potentialdifferenzen, die das bewirken. Ihre Masse und elektrische Ladung sind die eigentlichen Schalter der Lebensfunktionen.

Nach den Regeln der Kybernetik können dissoziierte Mineralsalze nur aufgrund ihrer Qualität und nicht ihrer Quantität wirksam werden. Eine Voraussetzung ist dabei jedoch unerlässlich: Der mineralische Arzneistoff muss infolge seiner spezifischen Struktur auch als Information erkannt werden und auf einen aufnahmebereiten, das heißt diesbezüglich sensibilisierten Organismus treffen – auf ein deterministisches, zielgerichtetes System. Das potenzierte Mineral-Ion bewirkt nicht selbst die physiologische Zustandsänderung, sondern es erregt die in das natürliche Substrat integrierte autonome Regelung. Gerade dieser Umstand weist dem biochemischen Arzneistoff Signalfunktion zu und reiht die Biochemie in die Naturheilverfahren ein.

Das Kriterium eines Naturheilverfahrens ist nicht die Herkunft des Medikamentes; denn alle entstammen letztlich der Natur unseres Planeten. Entscheidend für dieses Prädikat ist allein Wirkungsort und Wirkungsweise, die, um diesem Anspruch gerecht zu werden, die natürliche Selbstregulation zum Zielpunkt einer Funktionsänderung hat. Ob ein Stoff die Bezeichnung Medikament verdient, ist allein davon

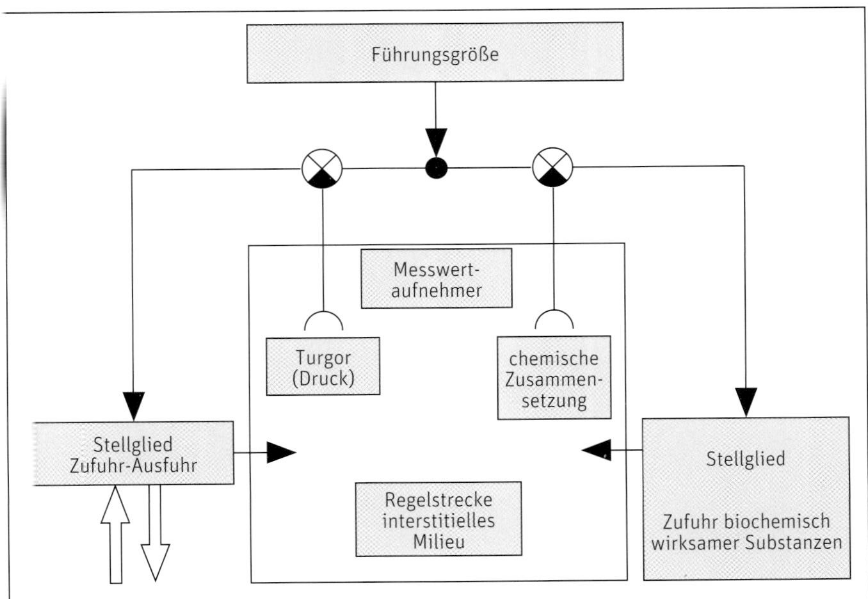

Abb. 1: Einfacher Regelkreis mit zwei Messwertaufnehmern für Flüssigkeitsdruck und Ionenmilieu (siehe Anhang S. 155, Kurze Erklärung kybernetischer Grundbegriffe)

abhängig, ob er grundsätzlich im Stande ist, einen gegebenen, aus dem Optimum der Normalität geratenen Zustand zu verändern. Die biochemische Heilmethode hat ihre diesbezügliche Qualifikation unter Beweis gestellt. Ob sie im Einzelfalle die erwünschte Hilfe bringt, ist eine Frage, die von der Art der Krankheit, der individuellen Situation des Kranken und dem Können des Behandlers bestimmt wird.

Schüßler hat mit seiner Biochemie einen Anfang gemacht und den Mineralstoff, der auch im gesunden Organismus funktionelle Aufgaben erfüllt, zur Arznei bestimmt. Er hat damit ein entwicklungsfähiges System hinterlassen, von dem er selbst aussagt, dass es »noch nicht perfekt, aber doch perfektibel« ist. Das ist ein Auftrag.

Es sind seit seinem Tode viele neue Erkenntnisse hinzugewonnen worden. Die Absicht des Verfassers war es, in diesem Buch die Ursprünge einer therapeutischen Idee nachzuvollziehen und seinem Begründer Gerechtigkeit widerfahren zu lassen.

1. Teil

Die biochemische Heilmethode Dr. med. Wilhelm Schüßlers

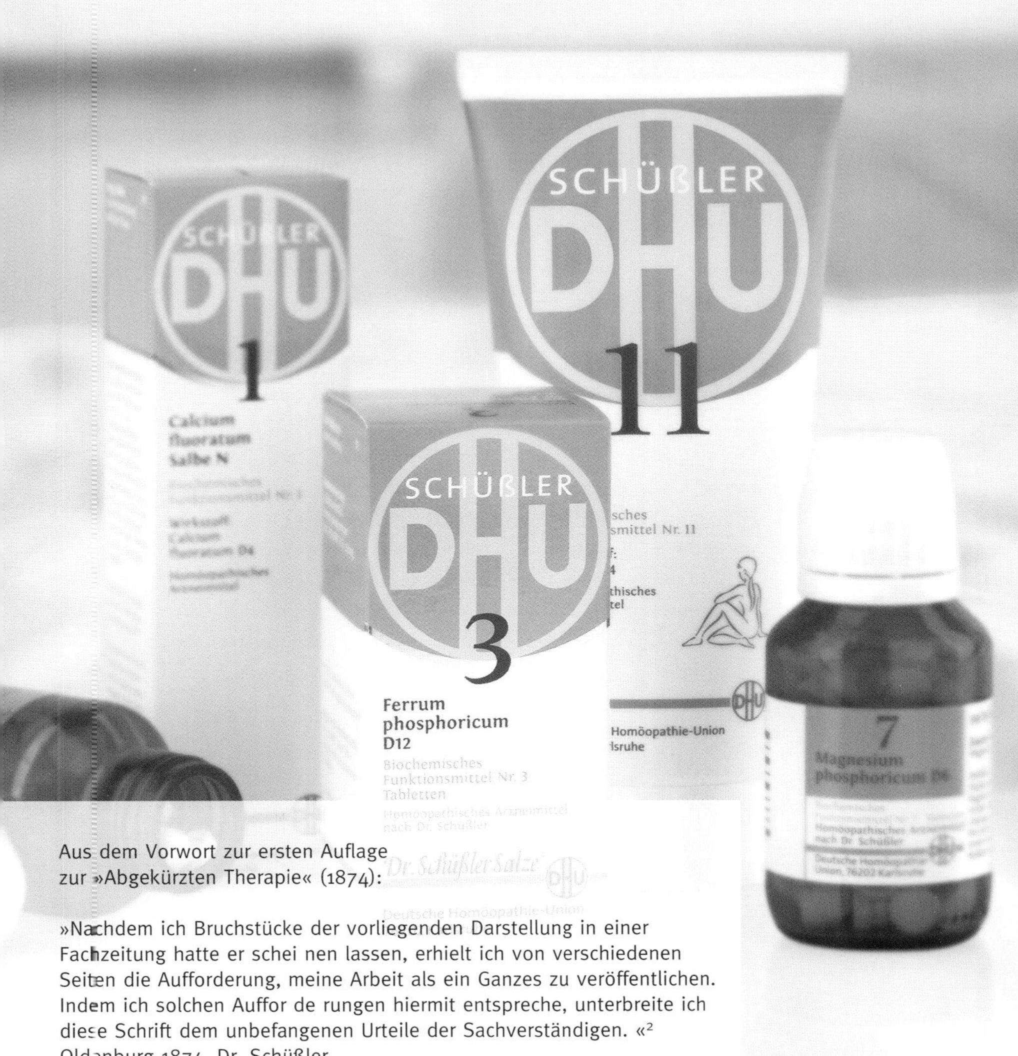

Aus dem Vorwort zur ersten Auflage zur »Abgekürzten Therapie« (1874):

»Nachdem ich Bruchstücke der vorliegenden Darstellung in einer Fachzeitung hatte erscheinen lassen, erhielt ich von verschiedenen Seiten die Aufforderung, meine Arbeit als ein Ganzes zu veröffentlichen. Indem ich solchen Aufforderungen hiermit entspreche, unterbreite ich diese Schrift dem unbefangenen Urteile der Sachverständigen. «[2]
Oldenburg 1874, Dr. Schüßler

Die biochemische Heilmethode Dr. med. Wilhelm Schüßlers

Anstoß und Begründung

Therapien, welche so lockere Grenzen haben, dass sie zu jeder Zeit neue Arzneimittel aufnehmen und alte entweder beibehalten oder verwerfen dürfen, können nicht diejenige Sicherheit gewähren, welche zum Nutzen der Kranken und im Interesse der Wissenschaft notwendig ist.

Eine scharf begrenzte Therapie zu schaffen, ist seit längerer Zeit mein Bestreben gewesen.[2]

In seinem ›Kreislauf des Lebens‹ sagt Moleschott: Der Bau und die Lebensfähigkeit der Organe sind durch die notwendigen Mengen der anorganischen Bestandteile bedingt. Und darin ist es begründet, dass die in den letzten Jahren erwachte Würdigung des Verhältnisses der anorganischen Stoffe zu den einzelnen Teilen des Körpers, die Würdigung, welche weder hochmütig verschmäht, noch überschwenglich hofft ..., und der Heilkunde eine glänzende Zukunft verspricht. Es lässt sich angesichts der eingreifenden Tatsachen nicht mehr bestreiten, dass die Stoffe, die bei der Verbrennung zurückbleiben, die so genannten Aschenbestandteile, zu der inneren Zusammensetzung und damit zu der formgebenden und artbedingenden Grundlage der Gewebe ebenso wesentlich gehören wie die Stoffe, welche die Verbrennung verflüchtigt. Ohne leimgebende Grundlage kein wahrer Knochen, ebensowenig kein wahrer Knochen ohne Knochenerde *[Calciumsalze]*, kein Knorpel ohne Knorpelsalz oder Blut ohne Eisen ...

Aus Luft und Erde ist der Mensch gezeugt. Die Tätigkeit der Pflanzen rief ihn ins Leben. In Luft und Asche zerfällt der Leichnam, um durch die Pflanzenwelt in neuen Formen neue Kräfte zu entfalten.

Die obigen Worte haben mich veranlasst, eine biochemische Therapie zu gründen.[3]

In der Folge meiner diesbezüglichen Forschungen ist eine Zellular- und Molekulartherapie entstanden, deren Werkzeuge diejenigen anorganischen Substanzen sind, welche im animalischen Organismus als natürliche Funktionsmittel wirken.[2]

Im März 1873 macht Schüßler bei seiner Erstveröffentlichung seiner Methode folgende Angaben dazu:

> Die Grundlage meiner Forschungen waren die Histologie, die darauf bezügliche Chemie, die anorganischen Bestandteile der Gewebe und die physiologischen Wirkungen oder Funktionen dieser Bestandteile.[2]

> Im ersten Kapitel … bespreche ich chemisch-physiologische Tatsachen, die vor dem Entstehen meiner Therapie schon bekannt waren. Ich habe dieselben gesammelt, meinem Zweck gemäß geordnet und dargelegt.[7]

> Die Bezeichnung ›Biochemie‹ habe ich gewählt, weil meine Mittel, Kranken verabreicht, die in **lebenden** Geweben vorhandenen chemischen Störungen vermöge chemischer Affinität ausgleichen.[7]

Die Theorie

›Die Wissenschaft fängt an, wenn der Geist sich des Stoffes bemächtigt.«

Wenn dieser Ausspruch Humboldts heute noch Gültigkeit besitzt, darf man die Arbeit Schüßlers mit Fug und Recht auch eine wissenschaftliche nennen. Es ging ihm ja nicht nur darum, eine neue Behandlungstheorie vorzustellen, sondern sie auch wissenschaftlich zu begründen. Der Spielraum wissenschaftlichen Erkenntnismaterials, der ihm zu seiner Zeit zur Verfügung stand, war jedoch nicht sonderlich groß.

Man kann diesem einsamen Kämpfer nur höchste Anerkennung zollen, der es unternahm, den Mineralstoffwechsel aus den Resultaten wissenschaftlicher Grundlagenforschung des 19. Jahrhunderts sowie anhand seiner ärztlichen Erfahrung aufzuklären und zu einem kategorischen Arzneimittelsystem zu machen.

Es ist nicht uninteressant, ihm bei seinen Überlegungen zu folgen und dadurch sein Denkmodell kennen zu lernen, das die Lebensvorgänge auf der untersten Organisationsebene, die der Zellen und Gewebe, zum Gegenstand hat. Es ist auch die Ebene des Lebens in der frühen Evolution, im Stadium des Überganges vom Einzeller zu den mehrzelligen Organismen, bei dem das Problem der Information und Kommunikation zu lösen war und nur relativ einfache Regelungsmöglichkeiten zur Verfügung standen.

Dazu boten sich in erster Linie die bereits vorhandenen Mineralstoffe an, die teils direkt, teils indirekt als führender Bestandteil spezifischer Botenstoffe diese Aufgabe zu übernehmen hatten.

Die Natur, auch die der höher differenzierten Lebewesen wie die des Menschen, hat diese Zeit nicht aus dem Gedächtnis verloren. Offensichtlich war es die unter den gegebenen Umständen bestmögliche Lösung, die weiter zu optimieren auf dieser Lebensstufe weder erreichbar noch notwendig war.

> Das Leben der Menschen und Tiere ist von der physiologisch richtigen **Bewegung** der Moleküle abhängig, aus denen ihre Organismen zusammengesetzt sind. Der Mensch und das Tier bestehen aus Mineralstoffen, Wasser, Zucker, Fett und eiweißartigen Substanzen. Die Mineralstoffe sind die physiologisch-chemischen Beherrscher der zuletzt genannten Stoffe, denn durch die ersteren sind der Bau und die Lebenstätigkeit der Zellen bedingt.[8]

> Die anorganischen Bestandteile der Gewebe sind: schwefelsaures Natrium, schwefelsaures Kalzium, schwefelsaures Kalium, phosphorsaures Natrium, phosphorsaures Kalzium, phosphorsaures Kalium, phosphorsaures Magnesium, phosphorsaures Eisenoxyd, Chlorkalium, Chlornatrium, Kieselsäure, Fluorcalcium und kohlensaure Salze.
>
> Die oben genannten Stoffe sind die Baumaterialien **und** die Funktionsmittel der Gewebe. **Baumaterial** sind sie durch ihre Masse *[Quantität]*, Funktionsmittel durch ihre Qualität.[2]

> Das Blut enthält das Material zu sämtlichen Geweben respektive Zellen des Körpers. Das Material gelangt durch die Wandungen der Kapillaren in die Gewebe, um die Verluste zu decken, welche die Zellen beim Stoffwechsel erleiden.[3]

> Wenn mittels der Speisen und Getränke, die der Mensch genießt, auf dem Verdauungswege dem Blute ein Ersatz für die Verluste geliefert wird, welche es durch Abgabe von Ernährungsmaterial an die Gewebe erleidet; wenn in den Geweben das Ernährungsmaterial in erforderlichen Quantitäten und an den richtigen Stellen vorhanden ist und keine Störung in der Bewegung der Moleküle eintritt, so gehen der Anbau neuer und die Zerstörung alter Zellen sowie die Abfuhr unbrauchbarer Stoffe normal von statten, und das betreffende Individuum befindet sich im Zustande der Gesundheit.[3]

Im gesunden Blut stehen die Mineralstoffe zueinander und zu den organischen Stoffen in bestimmten quantitativen Verhältnissen.

Jeder Überschuss wird per Schub über die Grenze gebracht. Die Nieren haben die Aufgabe, dies zu besorgen.[13]

Das Blut *[enthält außer den organischen Stoffen]* ... Chlornatrium (Kochsalz), Chlorkalium, Fluorcalcium, Kieselsäure (Silicea), Eisen, Kalk, Magnesia, Natron und Kali. Die letzteren sind an Phosphorsäure respektive Kohlensäure und Schwefelsäure gebunden. Natronsalze sind im Blutwasser, Kalisalze in den Blutkörperchen vorherrschend.

Schwefel und Phosphor sind im Organismus nicht frei, sondern als integrierende Teile organischer Verbindungen vorhanden. Phosphor ist in den Lecithinen und Nucleinen enthalten.

Schwefel *[ist Bestandteil der Eiweiße]* ... und wird durch den eingeatmeten Sauerstoff zu Schwefelsäure oxydiert, welche sich mit den Basen der kohlensauren Salze, unter Ausscheidung der Kohlensäure, zu schwefelsauren Salzen verbindet.[3]

Die Schwefelsäure ist ein Produkt der Oxydation des Eiweißes. Eine Verminderung der Schwefelsäurebildung in den Geweben kann nur eine Folge der Verminderung der Sauerstoffaufnahme des Organismus sein. Nimmt der Organismus zu wenig Sauerstoff in sich auf, so kann er erkranken. Die Ursache der betreffenden Krankheit ist anderswo zu suchen, auf einen **direkten Mangel an Schwefelsäure** kann sie nicht zurückgeführt werden.

Die Schwefelsäure muss im Zustande ihres Entstehens mit Kali, Kalk und Natron unschädliche Verbindungen eingehen, weil sie als freie Säure die Gewebe schädigen würde.

Auch freie Phosphorsäure würde die Gewebe schädigen.[4]

Bei der Spaltung *[der organischen Substanzen im Stoffwechsel]* werden Mineralstoffe frei. Diese dienen dazu, Defekte zu decken, welche die Zellen durch ihre Funktion oder durch pathogene Reize erlitten haben; auch dienen sie, namentlich der phosphorsaure Kalk, zur Anregung der Zellenbildung.

Bei der rückschreitenden Metamorphose der Zellen werden die organischen Stoffe derselben schließlich in Harnstoff, Kohlensäure und Wasser umgewandelt. Indem diese Endprodukte mit den freigewordenen Salzen die Gewebe

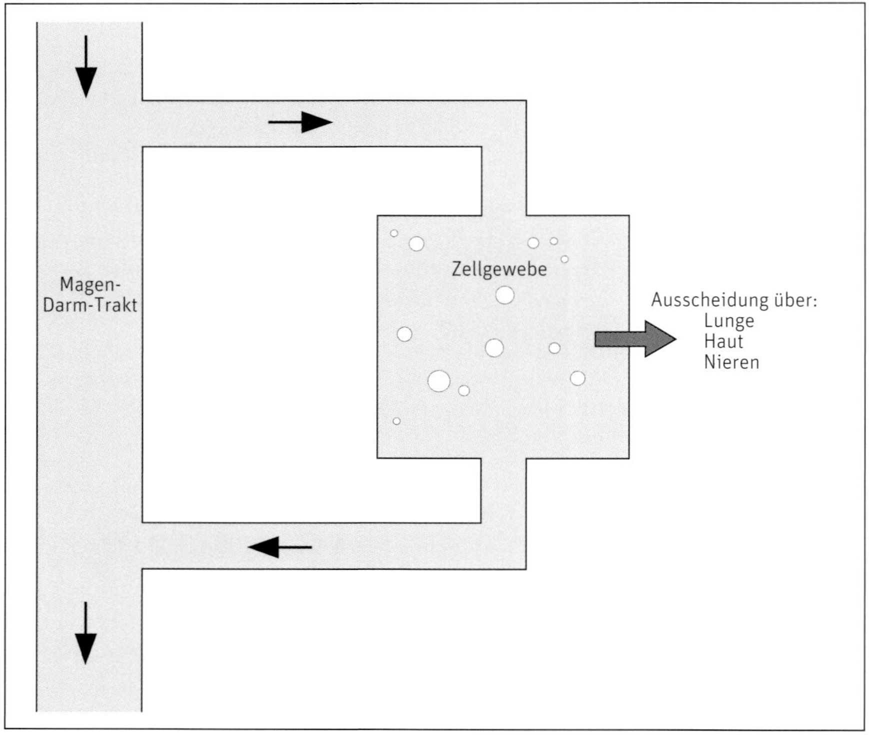

Abb. 2: Der Organismus – ein offenes Fließsystem

verlassen, machen sie den auf einer niedrigeren Verwandlungsstufe stehenden organischen Stoffen Platz, damit auch diese ihr Endschicksal erreichen. Die Erzeugnisse der Rückbildung werden mittels der Lymphgefäße, des Bindegewebes und der Venen zur Gallenblase, zu den Lungen, zu den Nieren, zu der Harnblase, zu der Haut geschafft und mit Urin, Schweiß, Fäces et cetera aus dem Organismus entfernt.

Diejenigen Mineralstoffe hingegen, welche infolge der rückschreitenden Zellenmetamorphose frei werden, verlassen durch die Ausscheidungswege den Organismus.[3]

Ein kleines, sich der Wahrnehmung entziehendes Defizit an einem Mineralstoff in einem Gewebe kann ja eine Krankheit bedingen. Ein in einem Gewebe vorhandenes Plus kann nur durch ein Minus, welches ein **anderes** Gewebesalz betrifft, bedingt sein.

Da die Leber und die Nieren … für die konstante Zusammensetzung des Blutes sorgen, so kann ein Plus nicht als etwas Primäres in einem Gewebe entstehen. Während die Niere alles Überschüssige und Fremde hinausbefördert, revidiert die Leber alles, was ins Blut eintreten will. Die Funktionen der Leber werden, wie die der Niere, ausgelöst und geregelt durch Anstöße, die direkt von den Bestandteilen des Blutes ausgehen.[4]

Die Pathogenie

Kommen Fälle vor, wo die Leber und die Niere ihre regulatorische Pflicht zum Vollen zu erfüllen nicht imstande sind, so kann in den Interzellularflüssigkeiten ein Nährmaterial entstehen, in welchem die organischen Stoffe nicht in richtiger Proportion enthalten sind.

Wenn ein solches Nährmaterial seiner unrichtigen Zusammensetzung wegen nicht dem physiologisch-chemischen Geschmacke (sit venia verbo) der Zellen zusagt, so bestreben diese sich, das ihnen nicht Konvenierende abzustoßen.

Ein Plus an einem organischen Stoffe **außerhalb** der Zelle … kann eine krank machende Ursache sein; ein Minus an einem **unorganischen** Salze **innerhalb** der Zelle ist das Wesen der Krankheit.

Wenn die Zellen bei der Funktion des Abstoßens das betreffende Funktionsmittel – ein unorganisches Salz – ganz oder zum Teil verbrauchen, ohne dass ein Ersatz sich einfindet, so entsteht selbstverständlich ein Defizit daran, also eine pathogene Veränderung der Zellen, das heißt das Wesen der Krankheit.

Im obigen Falle ist das betreffende Plus des unrichtig zusammengesetzten Nährmaterials in den Interzellularflüssigkeiten die krankmachende Ursache.

Das Defizit an einem Mineralstoffe in erkrankten Zellen verhält sich also zu der Proportionsstörung der organischen Stoffe wie Wirkung zu Ursache.[10]

Zur Pathogenese und biochemischen Therapie äußert sich Schüßler in einem Beispiel wie folgt:

Wenn die Funktion der zuleitenden Bindegewebsröhren *[Unter Bindegewebsröhren ist der von der Grundsubstanz erfüllte Raum zwischen den Bindegewebszellen und Fasern zu verstehen.]* des Knochengerüstes unter die Norm herabgestimmt ist, so empfängt der betreffende Knochen oder Knochenteil zu wenig Ernährungsmaterial (kohlensauren Kalk), und demzufolge entstehen zum Beispiel die so genannte englische Krankheit (Rachitis), der Schädelschwund (Kraniotabes) und so weiter. Ist die Funktion der ableitenden Bindegewebsröhren des Knochengerüsts vermindert, so verzögert sich die Abfuhr desjenigen phosphorsauren Kalkes, welcher ein integrierender Bestandteil der verbrauchten Knochenzellen war. Demzufolge entstehen Knochenauftreibungen. Zwei entgegengesetzte Krankheitszustände: Verminderung und Vermehrung der Knochenmasse, sind durch ein und dasselbe Mittel, den phosphorsauren Kalk, heilbar, weil dieser das Funktionsmittel der Bindegewebszellen ist …

Häufen sich Abfuhrprodukte in dem Bindegewebe der Lymphdrüsen, so entstehen Drüsenschwellungen …

Der phosphorsaure Kalk muss … auch das Heilsalz der … Scrofulosis sein.*

Interessant in diesem Zusammenhang ist die Interpretation der Kausalität »unter die Norm herabgestimmt«. Die ›Stimmung‹ ist ein Terminus der vitalistischen Theorie von Hallers (18. Jahrhundert), die als Grundlage der Lebenserregung die Sensibilität und Irritabilität beschreibt. Unter dem Begriff »Umstimmungstherapie« haben sich Fragmente davon bis heute erhalten. Es ist nicht ganz unberechtigt, diese Lehre als Vorläufer einer »biologischen Informationstheorie« anzusprechen.

Der phosphorsaure Kalk ist ein Funktionsmittel der Bindegewebsröhren. Wenn die Moleküle desjenigen phosphorsauren Kalkes, welcher in den zuleitenden Röhren des bindegewebigen Knochengerüstes enthalten ist, eine Störung ihres Gleichgewichtes (mit konsekutivem Verluste von Molekülen) erlitten haben, so stockt die Zufuhr von Knochenmaterial, und es entsteht Rachitis.[17]

In dem Nährboden der Knochen eines an Rachitis leidenden Kindes ist infolge einer Bewegungsstörung der Moleküle des phosphorsauren Kalkes ein Manko an diesem Salze entstanden. Das für die Knochen bestimmte Quantum phosphorsauren Kalkes, welches seinen Bestimmungsort nicht erreichen kann, würde im Blute einen Überschuss bilden, wenn es nicht mit dem Harn ausgeschieden würde; denn die Nieren haben die Aufgabe, für die richtige Zusammensetzung des Blutes zu sorgen, also jeden fremdartigen Stoff und jeden überschüssigen Bestandteil zu entfernen.[3]

Schüßler hatte danach eine konkrete Vorstellung davon, welcher Art ein »Defizit« eines Mineralstoffes in einem Gewebe darstellt. Dass er auf die Umstände, die dazu führen, nicht näher eingeht, darf man einem Manne, der vor über hundert

* Aus dem offenen Brief an Prof. Bock, 1862 – zitiert nach Lindemann.[18]

Jahren seine Schriften verfasste, wohl nachsehen. Der Begriff »Zellrezeptoren« war damals noch nicht geboren und nicht einmal dem Namen nach bekannt. Er ahnte intuitiv, dass in diesem Falle eine bloße Verabreichung des phosphorsauren Kalkes nicht zum Ziele führen könne, was noch nicht einmal in heutiger Zeit zum allgemeinen Selbstverständnis gehört, wie das einschlägige Schrifttum gelegentlich beweist.

> Nachdem die Molekularbewegungsstörung in dem betreffenden Nährboden mittels minimaler Gaben phosphorsauren Kalkes ausgeglichen wurde, kann der überschüssige phosphorsaure Kalk in die normale Strömung gelangen und die Heilung der Rachitis demgemäß sich vollziehen.[3]

> Die Biochemie bezweckt diedirekte Korrektion der von der Norm abgewichenen physiologischen Chemie.[8]

> Die Infinitesimalgaben von Kalk … entsprechen zwar nicht, ihrer Qualität nach, dem Mangelquantum, sie regen aber den Organismus zu seiner natürlichen Tätigkeit an, aus den kalkhaltigen Nahrungsmitteln den Kalk zu entnehmen, dessen er bedarf. Die Verabreichung von Calcarea hat also hier (wie auch in anderen Fällen) eine physiologische Begründung.[17]

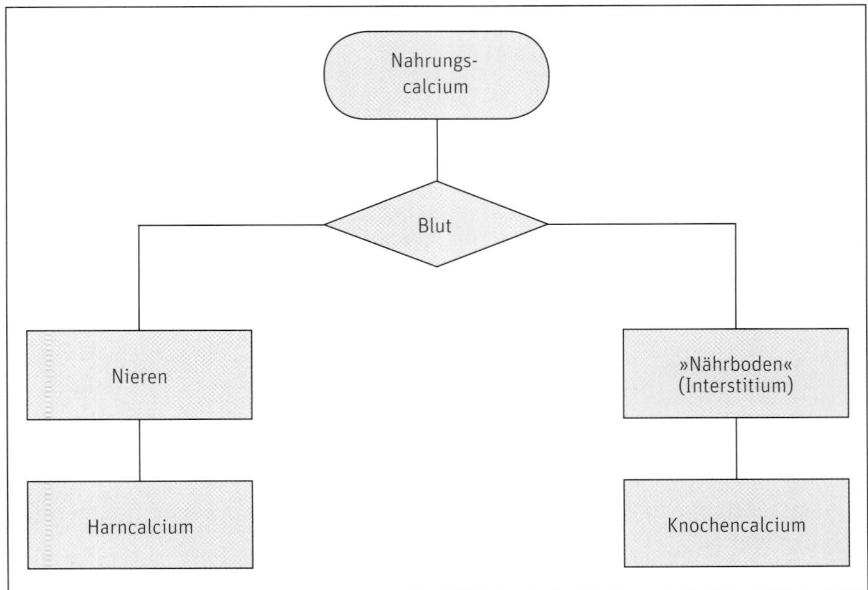

Abb 3: Verwertung des Nahrungscalciums nach Schüßler

Die Frage, ob eine biochemische Therapie im Sinne Schüßlers überhaupt sinnvoll ist, angesichts der Allgegenwart der von ihm verwendeten Substanzen, beantwortet er selbst folgendermaßen:

> Einige Ärzte haben gegen das biochemische Heilverfahren einen Einwand erhoben …
>
> Sie sagen: ›Da alle Mineralstoffe, deren die Biochemie sich bedient, in den Nahrungsstoffen enthalten sind, welche der Mensch in seinen Magen und Darm einführt, so sind die biochemischen Mittel ja überflüssig, es müssen ja die in den Nahrungsmitteln enthaltenden Mineralien die Krankheiten heilen können, um so mehr, als die Kranken große Quantitäten davon bekommen.‹
>
> Wer so denkt, lässt die folgenden Verhältnisse außer acht:
>
> 1. Die in den Nahrungsmitteln naturgemäß enthaltenen Mineralien sind mit den Eiweißkörpern derselben organisch verbunden.
> 2. Die Eiweißkörper und die damit organisch verbundenen Mineralien gelangen vom Darm aus auf dem Wege der Pfortader und der Leber ins rechte Herz und so weiter.
> 3. Vom ateriellen Blut aus in die Gewebe gelangt, dienen sie den gesunden, jungen Zellen als Material zum Wachstum.
> 4. Die freien Moleküle eines zu therapeutischem Zwecke verabreichten Mineralstoffes gelangen, wie oben angegeben, auf dem kürzesten Wege ins Blut, um in den pathogen veränderten Zellen die Deckung eines Defizits an dem betreffenden Mineralstoffe zu bewirken.[8]

Diese Aussage könnte den Eindruck erwecken, Schüßler beabsichtigte, mit potenzierten biochemischen Gaben ein Defizit zu substituieren. Wenn man seine Schriften sorgfältig liest, erfährt man mehrfach, dass dies nicht der Fall ist.

Eine Bemerkung (aus dem Zusammenhang herausgegriffen):

> … bedenkt man, dass die Stoffteilchen eines biochemischen Mittels im Krankheitsherde Molekularbewegungen vollführen, in deren Folge pathogen gestörte Molekularbewegungen **geregelt** werden sollen.[3]

Der Kommentar Schüßlers deutet einiges an, was zu seiner Zeit kaum in diesem Zusammenhange diskutiert wurde, wahrscheinlich sogar als unglaubwürdig erachtet wurde.

Wir wissen zwar heute, dass für Mineralstoffe (wie im übrigen auch für Vitamine) die fermentative Aufschließung und die Darmpassage durchaus nicht so problemlos sind, wie es auf den ersten Blick scheint. Es ist immer nur ein unterschiedlich großer Anteil, der ins Blut gelangt, selbst wenn offensichtliche Mangelzustände vorliegen.

Für Eisen liegt er im Durchschnitt bei circa 10 %, wobei 2-wertiges 10 mal besser resorbiert wird als 3-wertiges.

Während der Schwangerschaft kann sich die Quote verdoppeln, was beweist, dass es sich um einen aktiven, energiebeanspruchenden Prozess handelt.

> Von den anorganischen Salzen des animalischen Organismus, welche den Wassergehalt der Gewebe regulieren, nämlich Chlorkalium, Chlornatrium und die drei schwefelsauren Salze, wirkt ein jedes nur in dem ihm von der Natur angewiesenen Gebiete.[17]

Der Terminus »biologische Information« existierte damals noch nicht. Schüßler war sich aber sicher, dass die in der Homöopathie übliche Arzneiaufbereitung das Problem meistern könne. Diese Inspiration hat sich später in der Praxis als richtig herausgestellt.

Schüßler spricht wiederholt von »freien Molekülen« seiner biochemischen Arznei (siehe Punkt 4, S. 24). Wenn man unterstellt, dass er damit Ionen meint, die ihm ja bekannt waren, äußert er mit diesen Worten eine interessante Theorie.

Es ist nicht auszuschließen, dass die potenzierte Substanz des biochemischen Mittels beziehungsweise dessen geringe Konzentration die Chemorezeptoren als freie Ionen »unterläuft«, auf diese Weise die kybernetischen Regelkreise anstößt und die Verwertungsblockaden aufhebt. In Form einer Regelaufschaltung auf den Ist- oder Sollwert ist das aus Gründen der geringen Quantität weniger wahrscheinlich. Wesentlich naheliegender ist der Informationsweg von der Führungsgröße zum Regler. Er besitzt immerhin zwei Schwachstellen: den Codierungs- und Decodierungsvorgang. Auch die nervöse Übertragung dazwischen wäre zu diskutieren.

Es sind diesbezügliche praktische Erfahrungen immer wieder gemacht worden, die eine solche Hypothese stützen.

Ein Beispiel dafür sind die Mittel Nr. 5 Kalium phosphoricum und Nr. 7 Magnesium phosphoricum, die von praktizierenden Biochemikern, ihrer Universalität wegen, oftmals als letzte Nothelfer dienen müssen.

Gerade zu diesem Thema bieten sich eine Menge Argumente an, wofür allerdings an dieser Stelle nicht der rechte Ort ist.

An dieser Stelle wird es Zeit, die von Schüßler immer wieder gebrauchten Termini ›Defizit‹ und ›Manko‹ zu definieren.

In der späteren Literatur wurden diese Ausdrücke einfach mit »Mangel« übersetzt; darunter wiederum »ungenügende Zufuhr« verstanden. Selbstverständlich haben weder Schüßler noch seine Nachfolger die Vermutung gehegt, mittels der potenzierten respektive verdünnten biochemischen Arznei die Mineralzufuhr aus der Nahrung komplettieren zu können und so einen allgemeinen Nährsalzmangel zu beseitigen.

Groteskerweise wurde sogar verschiedentlich – bereits zu Schüßlers Zeiten – die Forderung laut, die Biochemie den diätetischen Methoden zuzuordnen. So sehr sich Schüßler auch gegen diese Unterstellung immer wieder verwahrte, war sie nicht auszurotten. Daran hat sich bis heute nur wenig geändert. Sie war auch mit Anlass zur Abfassung dieses Buches.

Schüßler, der nachweislich über hervorragende Sprachkenntnisse verfügte, ist dieser unzulässigen Verallgemeinerung nicht unterlegen.

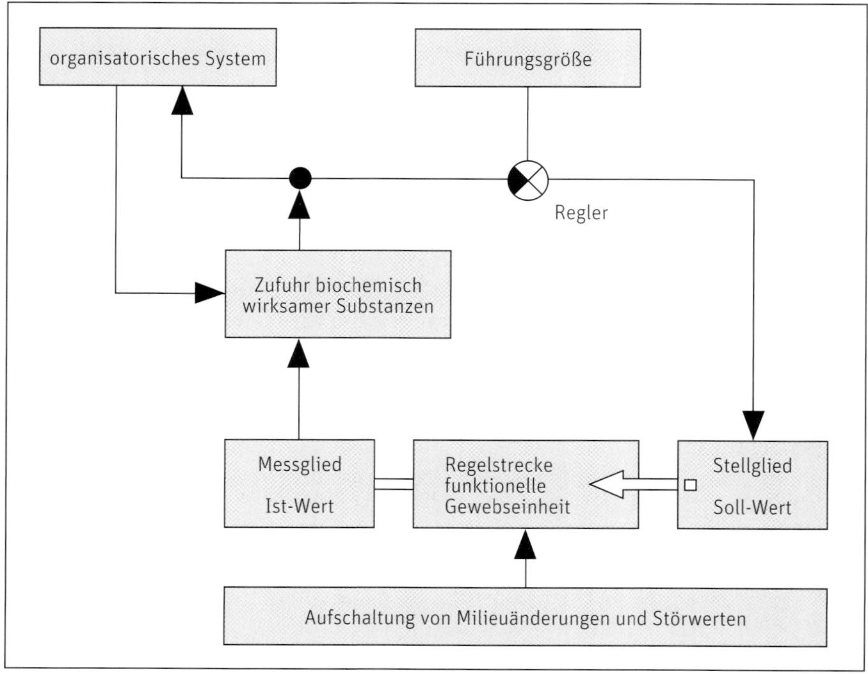

Abb. 4: Kybernetisches Modell einer biochemischen Funktionseinheit

Defizit – lat. deficere, bedeutet: ausfallen, schwinden, abnehmen.
In der biochemischen Terminologie: eine relative Veränderung der Mineralstoff-Verteilung, örtliche Abwesenheit, Nichtverfügbarkeit und dadurch bedingte funktionelle Normabweichung.

Heute zu ergänzen: Maskierung oder Inaktivierung metallabhängiger Enzyme, unter Umständen durch ein zweites Metallion.

Manko
entstammt dem italienischen Sprachgebrauch »manco« und bedeutet: schwach, gebrechlich, verstümmelt (wurde früher auch für »Bankrott machen« gebraucht).

Dieser Ausdruck wurde von Schüßler verwendet, wenn ein an sich vorhandener Mineralstoff die ihm zustehende Wirkungsweise nicht wahrnimmt. Eine nähere Erklärung dazu macht er nicht, was zu seiner Zeit auch nicht gut möglich war.

Das Wort Verlust ist eindeutig und braucht nicht definiert zu werden. Es bezieht sich immer auf sein Fließsystem-Modell und wurde im vorangegangenen Text von ihm als Folge der Substanzverluste durch den Stoffwechsel begründet.

Die medizinischen Bestrebungen in der Therapie des 19. Jahrhunderts waren im Gegensatz zu den vorangegangenen sehr viel mehr in solidar-pathologischer Hinsicht bestimmt und damit zwangsläufig auf die Erforschung organischer Krankheiten gerichtet. Das wiederum hatte folgerichtig zur Konsequenz, dass auch in der Therapie nach krankheitsspezifischen, organbezogenen Arzneimitteln geforscht wurde. Dieser Trend hat die medizinische Wissenschaftstheorie bis in unsere Tage geprägt.

Im Zuge dieser Entwicklung erschien nun Schüßler mit einem Therapiekonzept, das enger als jedes andere mit den physiologischen Abläufen in den Grundgeweben korrelativ verbunden war und somit von diesem Kurs abwich (nicht zuletzt auch von dem seiner homöopathischen Ärztekollegen). So prallten unterschiedliche Doktrinen aufeinander, die von beiden Seiten leidenschaftlich in die Diskussion eingebracht wurden.

> Unter spezifischer Wirkung verstehe ich die physiologisch-chemische Beziehung eines Salzes zu einer bestimmten Zelle oder organischen Grundsubstanz. Eine Spezifität zwischen einem Heilmittel und einem Organ oder Organelle, zum Beispiel zur Leber, Niere, Gehirn und so weiter, kann ich mir nicht vorstellen, weil die genannten Organe aus Zellenterritorien verschiedener Art bestehen.*

* Aus: Allgemeine homöopatische Zeitung 91, Bd. Nr. 7 – Zitiert nach Platz, S. 70.[17]

An anderer Stelle erwidert Schüßler auf einen entsprechenden Einwand,

> ... dass es sich nicht um die Namen der Krankheiten handelt, dass vielmehr bei einer Gewebstherapie nur die Gewebe und deren Funktionsstörungen in Betracht kommen.[18]

Mit einem anderen Argument sah sich die biochemische Lehre von Anfang an konfrontiert, dem nicht so leicht zu begegnen war und das zu widerlegen selbst in heutiger Zeit nicht einfach ist:

Wie kann eine Therapie mit so geringen Mengen einen Heileffekt erzielen, da doch die angewendeten Substanzen in weitaus größerer Menge in den täglich aufgenommenen Nahrungsmitteln enthalten sind. Eine überzeugende, speziell auf die Schüßler'sche Biochemie gerichtete wissenschaftliche Forschung hat in der Vergangenheit nur ansatzweise stattgefunden. Andererseits erlauben neuere Erkenntnisse im biologisch-physikalischen Bereich sowie der Kybernetik sehr wohl Argumente vorzubringen, die als Erklärung angeführt werden könnten. Die Homöopathie steht diesbezüglich vor dem gleichen Problem. Antworten auf diese Frage sind dennoch nicht leicht zu finden, wenn sie mehr sein sollen als reine Spekulation.

Da sich dieses Buch keine lückenlose Wissenschaftstheorie der in Frage stehenden Heilmethode zum Ziel gesetzt hat, muss die Diskussion darüber noch verschoben werden.

Lassen wir daher die Aussagen Schüßlers zu diesem Thema folgen.

> Wenn etwa die **organische** Grundlage einer Zelle eine Einbuße an **organischem** Material erlitte, so würde ein solches Defizit sich nicht durch Symptome bemerkbar machen können. Die Mineralstoffe der Zellen vermitteln die Funktion derselben. Sie sind die Seele der Zellen. Ihr Fehlen veranlasst Krankheitserscheinungen. – Die **organischen** Stoffe sind daher als therapeutische Flickmittel der Zellen ausgeschlossen.
>
> Die im Blutserum enthaltenen Mineralstoffe stammen aus zwei Quellen. Sie sind integrierende Teile der Zellen respektive des Eiweißes gewesen. Die aus der rückschreitenden Metamorphose der Zellen hervorgegangenen verlassen als Bautrümmer mit dem Harn den Organismus. Diejenigen aber, welche von dem Eiweiß in Folge der Spaltung desselben durch den Sauerstoff sich getrennt haben, dienen als Flickmaterial der Zellen, die durch einen pathogenen Reiz einen unorganischen Stoff verloren haben. Die Produkte der Spaltung des Eiweißes sind: leimgebende Substanz, Schleimstoff, Keratin und Elastin. Diese sind voneinander und vom Eiweiß bezüglich ihres mineralstofflichen Gehalts verschieden. Es müssen daher während der Spaltungsvorgänge Mineralstoffe freigeworden sein. Die letzteren sind die natürlichen

Flickmittel der Zellen. Als solche können sie spontane Heilung vollführen. – Vollziehen diese sich nicht, so ist eine Anregung dazu mittels biochemischer Heilmittel erforderlich.

Die zu Heilzwecken anzuwendenden biochemischen Mittel, welche den Blutsalzen homogen sind, treten, wie bekannt, durch das Epithel der Mundhöhle in das Blut.

Die Moleküle eines biochemischen Mittels vollführen im Krankheitsherde Molekularbewegungen, in welche Teilchen eines homogenen Blutserum-Mineralstoffes hineingeraten. Auf solche Weise wird den defekten Zellen ein Flickmaterial verschafft.[13]

Die gewöhnlichen Nahrungsmittel der Menschen enthalten in genügenden Mengen in den organischen Substanzen alle Mineralstoffe, deren ... der Mensch zu seiner Ernährung und seinem Gedeihen bedarf.

Das Eisen, welches zu Ernährungszwecken bestimmt ist, kann nur in seinen natürlichen Verbindungen mit den organischen Stoffen der Nahrungsmittel in das Blut treten.

Ein gleiches gilt von den Calcium-, Natrium-, Magnesium- und Kaliumphosphaten, nebst Fluor und Kieselsäure.

Chlor und Natrium gehen im Organismus aus einer Spaltung des mit den Speisen zugeführten Kochsalzes hervor.

Was die Schwefelsäure betrifft, so ist ihre Menge durch das Quantum des im Organismus zur Oxydation gelangten Eiweißschwefels bedingt und bestimmt.[13]

Der gesunde Mensch kann aber trotz guter Naturalverpflegung erkranken, wenn ein pathogener Reiz ihm einen Teil eines seiner Mineralstoffe entzogen hat. Dafür ist ein Ersatz erforderlich.[13]

Wenn ein pathogener Reiz eine Zelle berührt, so wird ihre Funktion dadurch anfangs verstärkt, weil sie sich bemüht, den Reiz abzustoßen. Verliert sie infolge dieser Tätigkeit einen Teil ihrer mineralischen **Funktionsmittel**, so ist sie pathogen verändert (›das Wesen der Krankheit ist die pathogen veränderte Zelle‹, sagt Virchow).

Ist das Funktionsmittel, welches sie im Kampfe mit dem pathogenen Reize verloren hat, zum Beispiel Chlorkalium, so hat sie auch ein entsprechendes Quantum Faserstoff verloren, weil **Chlorkalium** und Faserstoff *[Fibrinogen-Fibrin]* in physiologisch-chemischer Beziehung zu einander stehen.

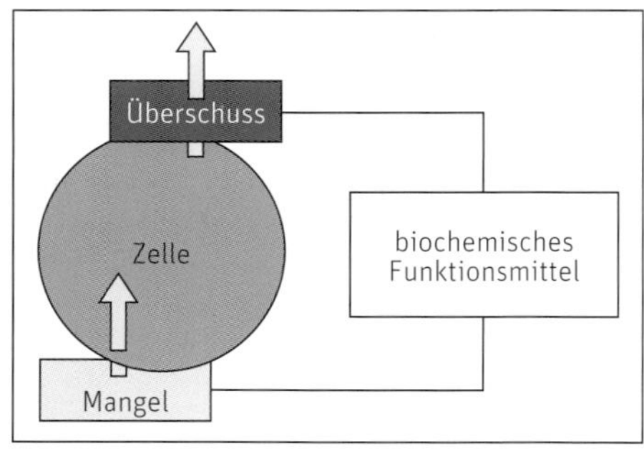

Abb. 5: Funktionsmodell der biochemischen Mittelwirkung nach Schüßler

> Hat die Zelle im Kampfe mit dem pathogenen Reize Calciumphosphat verloren, so hat sie auch ein entsprechendes Quantum Eiweiß verloren, weil Calciumphosphat und Eiweiß sich zu einander verhalten wie Chlorkalium zum Faserstoff. Ein Faserstoffexsudat setzt daher ein Defizit an Chlorkalium, ein Eiweißexsudat ein Defizit an Calciumphosphat in den Zellen voraus, die in der unmittelbaren Nähe des betreffenden Exsudates sich befinden.[3]

In der biochemischen Therapie spielen verschiedene Formen der Schleimhautexsudate in diagnostischer und therapeutischer Hinsicht eine Hauptrolle. Das ist im übrigen auch in der modernen allgemeinen und speziellen Therapie nicht viel anders.

Schüßler gibt dazu folgende Erklärung ab:

> Solange in einem Zellen-Komplexe, welchem ein eiweißartiger Stoff als Grundlage dient, die Moleküle des Chlorkalium richtig funktionieren, bleibt der erstere an das letztere gebunden. Wird das Gleichgewicht in der Bewegung der Moleküle des in Rede stehenden Salzes gestört, so wird ein entsprechendes Quantum des eiweißartigen Stoffes frei und gelangt, wenn die Örtlichkeit gestattet, nach einer freien Oberfläche. Ist es dort angelangt, so bezeichnet man es mit dem Namen ›plastisches Exsudat‹.
>
> Dass ein solches Exsudat dem Gewebe oder Zellenkomplexe und nicht den im Blut enthaltenen eiweißartigen Stoffen entstammt, wie früher geglaubt wurde, ist durch Experimente konstatiert worden.[6]

> Ist einem Gewebe phosphorsaures Eisen entzogen worden, so muss ein gleichnamiges Salz in minimaler Menge durch das Epithel und durch die Wanderungen der Kapillaren der Mundhöhle in das Blut treten.
>
> In Betreff der übrigen Zell-Mineralien lese man die diesbezüglichen Charakteristiken *[der biochemischen Arzneimittel]*.[3]

Die Darstellungen Schüßlers entsprechen teils den physiologischen Theorien seiner Zeit, teils greifen sie auf ältere Vorstellungen zurück:

a) Er postuliert demgemäß eine dem gesunden Gewebe gegenüber erhöhte Attraktion des kranken beziehungsweise im Defizit befindlichen Gewebes, hinsichtlich aller lebensnotwendigen Ergänzungsstoffe.

   Diese Ansicht ist uralt und wurde bereits von Galen geäußert. In gewissem Sinne besitzt sie auch heute noch Gültigkeit.

b) Der Begriff »selbsttätige Bewegung« wurde früher im Sinne von Lebenserscheinung/ Lebensäußerung definiert. Schüßler will damit zum Ausdruck bringen, dass die dem lebenden Substrat eigentümliche Selbstorganisation der Lebensabläufe wieder zur Geltung verholfen wird.

c) Für die Medizin in der 1. Hälfte des 19. Jahrhunderts besaßen sowohl Stoffwechselendprodukte (Schlacken) als auch Krankheitsstoffe beinahe identische Eigenschaften, da sie einen teils spezifischen, teils unspezifischen Reiz auf die Gewebe des Organismus ausübten.

   Diese Reizbarkeit war von physiologischer Notwendigkeit, weil dadurch spezielle Vorgänge der Neutralisierung und Eliminierung in Gang gesetzt wurden.

Trotz häufiger Berufung Schüßlers auf die Naturforscher seiner Zeit war er doch noch sehr von den Denkmodellen der sich ihrem Ende zuneigenden Humoralpathologie beeinflusst. Als begeisterter Verehrer Virchows interpretierte er die Zellularpathologie im humoralpathologischen Sinne, wie aus den vorangehenden Ausführungen unschwer ersichtlich ist.

Das konstitutionelle Konzept Schüßlers in Bezug zur Therapie

Schüßler hat an keiner Stelle Mittelkonstitutionen beschrieben oder ihre Erstellung empfohlen. An den wenigen Stellen, an denen er diesen Terminus gebraucht, bezieht er sich auf Blut – respektive Zellkonstitutionen. Erst in späterer Zeit wurden biochemische Gesamtkonstitutionen ins Leben gerufen, die aber am Wesen der Biochemie vorbeigehen und ihrem Konzept widersprechen. Teils liegt dieser Vorgehensweise ein Missverständnis zugrunde, teils ist es einfach Willkür und konstitutionelles Unverständnis.

Ältere Autoren empfahlen zum Beispiel das Natrium sulfuricum zur Behandlung der hydrogenoiden Konstitution. Ein Mittel, das bei einer bestimmten Konstitution hilfreich ist, muss noch lange kein Konstitutionsmittel sein, das ganz andere

Kriterien erfüllen muss. Die geringe Zahl der zur Verfügung stehenden Mittel würde dazu nicht ausreichen; die Biochemie wäre überfordert. Außerdem hätte es zur Konsequenz, dem oben genannten Natrium sulfuricum ausschließlich eine Eignung für die hydrogenoide Konstitution zuzugestehen. Das wiederum widerspricht jeglicher Erfahrung.

Schüßler empfiehlt daher dieses Mittel gegen die Hydrämie, die nicht einmal das ursächliche Faktum dieser Konstitution darstellt. Es handelt sich hierbei nämlich um eine vermehrte Wasseransammlung im interstitiellen Raum.

Die Wirkebene dieser Heilmethode ist die unterste und ursprünglichste des Lebens, sogar unter Ausschluss des höher differenzierten Substrates. Konstitutionen hingegen haben einen recht komplizierten Entstehungsmodus, an dem viele Faktoren höherer Ordnung beteiligt sind.

Schüßler verwendet den Terminus »Konstitution« in seiner buchstäblichen Bedeutung, im Sinne von »Verfassung«, während man in der Neuzeit darunter die Ganzheit der Person versteht. Er anerkennt die einzelne Zelle als die kleinste Ganzheit eines Organismus, die in ihrer funktionalen Wesenart ein offenes Fließsystem darstellt, das in ständiger Wechselwirkung mit seinem Lebensmilieu steht. Die Gesamtverfassung einer Zelle setzt sich nach Schüßler aus der substantiellen Struktur und der auf das Ganze bezogenen Funktionalität zusammen. In der heutigen Zeit würden wir dafür die Bezeichnung »Systemzustand« anwenden.

Dass Schüßler auch die Existenz von individuellen »Zellkonstitutionen« annimmt, geht aus wenigen Bemerkungen hervor, wobei er die biochemischen Salze als die Zelle konstituierende Stoffe bezeichnet (u.a. in »Eine abgekürzte Therapie«, 1898).

Für die Therapie fordert er geradezu ihre Einbeziehung:

> Die Konstitution der Zelle ist durch die Zusammensetzung ihres unmittelbaren Nährbodens bedingt, wie das Gedeihen der Pflanze durch die Beschaffenheit des im Bereiche ihrer Wurzelfasern befindlichen Bodens. Die Leber hat mit den Nieren die gemeinsame Aufgabe zu erfüllen, für die konstante Zusammensetzung des Blutes zu sorgen.
>
> Trotz normaler Konstitution des Blutes kann aber in dem unmittelbaren Nährboden eines Zellenkomplexes, das heißt in der zwischen den Zellen befindlichen Ernährungsflüssigkeit, ein Defizit an einem Salze mit konsekutiver Störung der Molekularbewegung vorhanden sein. Diese Störung kann den Eintritt eines Ergänzungssalzes aus dem Blute in die betreffenden Intercellularräume verhindern.

In der heutigen Zeit werden gelegentlich Stimmen laut, welche eine ähnliche Ansicht vertreten. Preuß* gesteht der einzelnen Zelle nicht nur konstitutionellen

Charakter, sondern sogar ein Grundbewusstsein zu, das er sehr folgerichtig und widerspruchsfrei darstellt.

Außer bei der Benennung einer Zellkonstitution gebraucht Schüßler auch beim Blut die Bezeichnung »Blutkonstitution«.

> Wenn an mehreren bindegewebigen Bildungsstätten der Blutkörperchen der phosphorsaure Kalk nicht genügend vorhanden ist, so geht die Entwicklung junger Zellen mangelhaft oder gar nicht von statten. Da die gesund gebliebenen Blutkörperchenbildungsstätten die vollständige Deckung des durch das Absterben alter Blutkörperchen entstandenen Verluste nicht bewerkstelligen können, so entwickelt sich allmählich eine Blutkonstitution, welche Blutblässe, Anämie, Chlorosis genannt wird. Ihr Heilmittel muss natürlich phosphorsaurer Kalk sein.
>
> Wenn aber die Blutblässe dadurch bedingt ist, dass bei normaler Zahl von Blutzellen die Färbung derselben sich verzögert, so ist das Eisen als Heilsalz erforderlich.**
>
> Eine Veränderung der Nahrung hat eine Veränderung der Blutkonstitution zur Folge.[12]

Dem Zitat ist zu entnehmen, dass Abweichungen der Blutkonstitution nicht grundsätzlich pathologisch gedeutet werden müssen, sondern individuell oder artspezifisch sind.

Nicht nur die Ernährung kann die Blutkonstitution des Individuums beeinflussen, nach seiner Auffassung haben Änderungen der Ernährungsbedingungen auch an der Evolution der Lebewesen mitgewirkt, insbesondere an der Entwicklung der Raubtiere.

Schüßler übernimmt diese These offensichtlich von Moleschott. In Moleschotts Buch »Lehre von den Nahrungsmitteln« (1858) ist zu lesen:

> Was die Erde und das Wasser in ihren zahllosen Abstufungen der Gestalt und Mischung erzeugen, das äußert seinen Einfluss auf die Nahrung der Menschen. Ich befürchte nicht mehr anzustoßen, wenn ich die Nahrung selbst als eine der wichtigsten Quellen aller Verschiedenheit unseres Geschlechts bezeichne. Aber um so kräftiger muss ich hier betonen, dass kein Einfluss vereinzelt dasteht in der Geschichte unseres ewig werdenden Lebens.

* Prof. Dr. Fritz Preuß: Der Aufbau des Menschlichen. Verlag Paul Parey, Hamburg und Berlin, 1987.
** Aus einem offenen Brief an Prof. Bock, 1862 – zitiert nach Lindemann[18]

> Immer wiederholt sich die kreisende Wechselwirkung, die den Menschen von allen Seiten mit der Natur verbindet. Die Verschiedenheit, welche die Abstufungen jener Wechselwirkung hervorbringen, erzeugt die Eigentümlichkeit des einzelnen Menschen.*

Diese These geht in ihren Anfängen bis ins Altertum zurück, ist bei Galen ausführlich dargestellt, aber auch in der hippokratischen Schriftensammlung ansatzweise beschrieben.

In der humoralmedizinischen Ära spielten die Nahrungsqualitäten eine wichtige Rolle, da ihnen essentielle Einwirkungen auf den Stoffwechsel und die Mischung der Säfte zugeschrieben wurden. Desgleichen waren sie mitbestimmend bei der Ausprägung des Temperamentes, das als Oberbegriff individuellen Menschseins verstanden wurde und dem sich auch die Konstitution unterordnete.

Nahrungs- und Arzneistoffe wurden dabei nicht streng von einander getrennt. Diese zweifellos höhere Bewertung wird von ziemlich allen Autoren der traditionellen Medizin bestätigt. An der Schwelle zur Neuzeit wurde dann die qualitative Betrachtungsweise der Ernährung zunehmend von einer quantitativen, an reinen Inhaltsstoffen orientierten, abgelöst. Die heutigen Probleme der mangelhaften Nahrungsqualität in Folge der Anreicherung von toxischen Fremdstoffen ist möglicherweise auf diesen Wandel des historischen Denkmodells zurückzuführen; letztlich ein Wechsel von der Vernunft zum Verstand.

Für die Biochemie hatte diese neue Denkweise schwerwiegende Folgen. Sie wurde zunehmend quantitativ beurteilt. Wurden in den Anfängen manifeste Mangelzustände durch Nahrungsumstellung behandelt, folgte nun, in selbstverständlicher Manier, die Substitution mittels konzentrierter, teils raffiniert aufbereiteter chemischer Stoffe. Letztlich dadurch entstand die Kluft zwischen dem Schüßler'schen Funktionsmittel und dem modernen Substitutionsmittel, in dem zweifellos »mehr drin ist«. Ob dieses Argument genügend stichhaltig ist, muss angezweifelt werden.

Schüßler war in erster Linie Pragmatiker und daher auch kein Vertreter der klassischen Homöopathie. Er wurde stark durch von Grauvogls Konstitutionstheorie beeinflusst und suchte nach dessen Vorbild nach einer Einteilung in Nutritions- und Funktionsmittel, wobei die allgemeinen konstitutionellen Gegebenheiten des Menschen bei der Mittelwahl eine gewisse Rolle spielten.

> Die begleitenden Symptome und die konstitutionellen Verhältnisse der betreffenden Kranken müssen bei der Wahl der Mittel den Ausschlag geben.[3]

* Jac. Moleschott: Lehre der Nahrungsmittel, 3. Auflage, Verlag Ferdinand Enke, 1858

Die konstitutionellen Verhältnisse zu berücksichtigen heißt noch nicht, dass die Mittel Konstitutionsmittel darstellen, wie in späteren Jahren bis in unsere Zeit immer wieder behauptet wurde. Bei den wenigen biochemischen Mitteln, von denen nach Schüßlers Interpretation dazu noch einige ausscheiden (Calcium fluoratum – Ferrum phosphoricum – Kalium chloratum – Kalium sulfuricum – Magnesium phosphoricum), wäre das Angebot etwas spärlich. Außerdem gibt es keine Konstitution, die nicht grundsätzlich jedes Mittel der Reihe in einem Krankheitsfalle benötigen würde. Die Verfechter einer biochemischen Konstitutionslehre können sich jedenfalls nicht auf Schüßler berufen, der ausschließlich seine Mittel als Funktionsmittel bezeichnete. Sie müssen sich sagen lassen, dass nach übereinstimmendem Sprachgebrauch mit dem Begriff der Konstitution keine manifesten Krankheitszustände bezeichnet werden. Und gerade um diese ging es Schüßler in seinem Heilsystem (siehe auch das Kapitel Diagnose S. 47)

Die Bestimmung von Partialkonstitutionen war noch im 19. Jahrhundert allgemein üblich, zum Beispiel bei Puchelt*. Die Ursprünge sind in der klassischen Humoralpathologie zu suchen und finden sich bereits in der Hippokratischen Schriftensammlung.

Die Kenntnis dieser Zusammenhänge ist die Voraussetzung zur Einsicht in den des Schüßler'schen Konstitutionsbegriffs. Das Unverständnis seiner Methode gegenüber ist nicht zuletzt auf diesem Umstand begründet. So geriet er in den Verdacht, eine konstitutionelle Mangelsituation mittels geringster Arzneigaben zu substituieren.

Dieser Sachverhalt hat in späteren Jahrzehnten zu der irrtümlichen Auffassung geführt, die biochemischen Arzneimittel wären Nutritionsmittel. Schüßler hat nie behauptet, seine biochemischen Arzneimittel wären Konstitutionsmittel, sondern ausnahmslos die Bezeichnung »Funktionsmittel« gebraucht, die Molekularbewegungsstörungen zu korrigieren vermögen. Selbstverständlich schließt dieser Umstand nicht aus, konstitutionell bedingte Funktionsstörungen zu behandeln, wozu auch andere Arzneimittel in der Lage sind.

> Überall dort, wo im animalischen Organismus Zellen sich bilden sollen, müssen als organische Stoffe Eiweiß, eiweißartige Substanzen, Fett und Zucker und als anorganische Stoffe Chlorkalium, Eisen, Kochsalz, phosphorsaures Kali, phosphorsaurer Kalk und so weiter vorhanden sein.
>
> Die organischen Stoffe dienen den zu bildenden Zellen als Grundlage, die anorganischen Salze bestimmen die **Form** und die **Funktion**.[11]

* Dr Friedr. August Benjamin Puchelt: Das System der Medicin, 2. Tl. Bd. 1, Heidelberg 1827

Dieser letzte Satz Schüßlers ist in sofern bedeutsam, dass der Autor die Grundelemente der konstitutionellen Definition, Form und Funktion, bereits der einzelnen Zelle zuordnet. Auf die Gesamtkonstitution des Menschen wird in logischer Weiterführung dieses Postulates durch Induktion geschlossen.

Abgrenzung der Biochemie zur Homöopathie

Biochemische und homöopathische Arzneimittel haben zwei Merkmale gemeinsam: die Potenzierung nach dem Hahnemann'schen Dezimalsystem und die durchweg minimalen Gaben. Aus dieser Tatsache entstand die irrige Auffassung, die auch heutzutage noch gelegentlich vertreten wird, die Schüßler'sche Biochemie sei nichts weiter als eine abgekürzte Homöopathie oder eine ihrer Untergruppen.

Diese – wie gesagt – irrige Auffassung fand lange genug eine scheinbare Bestätigung dadurch, dass es an grundlegenden Erkenntnissen bei der wissenschaftlichen Erforschung der Biochemie fehlte. Von einigen bescheidenen Ansätzen abgesehen, stagnierte die Forschung im Sinne der Schüßler'schen Biochemie durch Jahrzehnte hindurch, so nötig sie gerade für diese Heilweise gewesen wäre, um sie dynamisch zu erhalten.

Schüßler und die früheren Biochemiker bezogen einen erheblichen Teil ihres Wissens um die physiologische Chemie aus ihren Erfahrungen am Krankenbett, eine zu damaliger Zeit durchaus akzeptable und keineswegs unwissenschaftliche Methode. Nach und nach aber wurde das biochemische Mittel immer mehr nach einzelnen Krankheitssymptomen verordnet, wobei zu seiner Findung die deckungsgleiche Gesamtsymptomatik im Vordergrund stand, ein Verfahren, wie es der Homöopathie eigentümlich ist.

Diese Art der Mittelfindung allein wird jedoch der Biochemie nicht gerecht. Darum ist nicht verwunderlich, dass mit fortschreitender »Homöopathisierung« die Erfolgsquoten zurückgingen und schließlich denen anderer biologischer Heilmethoden weit nachstanden. Kennzeichnend dafür ist auch die Tatsache, dass anstatt des Schüßler'schen Terminus »Charakteristik« für den Wirkungsmodus des einzelnen Mittels sich die homöopathische Bezeichnung »Mittelbild« einbürgerte.

Dem Biochemiker darf die Symptomatik nur dazu dienen, den pathologischen Biochemismus des individuellen Elektrolyt-Haushalts zu ermitteln, um so das geeignete biochemische Mittel aufzufinden. Dabei kann sich unter Umständen ein ganz anderes Mittel als notwendig erweisen als das für das gegebene Symptom zunächst naheliegende.

Der Symptomenkomplex, der auch das Heilmittel kennzeichnet, erarbeitet in sorgfältigen, speziellen Arzneimittelprüfungen, ist das besondere Kennzeichen der Homöopathie.

Da es sich bei biochemischen Mitteln um stets gegenwärtige, körpereigene Substanzen handelt, meldete Schüßler Zweifel an, dass diese typische Symptome im gesunden Organismus hervorzurufen in der Lage sind, wie es für die Erstellung eines homöopathischen Mittelbildes unabdingbar wäre.

> Einige Ärzte haben die Behauptung aufgestellt, die biochemischen Mittel müssten an gesunden Personen geprüft werden, und aus den mittels solcher Prüfungen gewonnenen Symptomen müssten die Indikationen sich ergeben. Das ist grundfalsch. Die Indikationen der biochemischen Mittel müssen aus der physiologischen und pathologischen Chemie hergeleitet respektive durch die Ergebnisse ihrer Anwendung gegen Krankheiten bestimmt werden.
>
> Wer wird glauben, dass man mittels Zellensalze, in großen oder kleinen Gaben gesunden Personen gereicht, Krankheitszustände erzeugen könne, die mit einem Puerperalfieber, einem Typhus, einem Gelenkrheumatismus, einem Wechselfieber, einem Hygroma patellae und so weiter Ähnlichkeit haben?[3]

> Ich habe meine Mittel an Kranken, nicht an Gesunden geprüft, weil ich sie nicht nach dem similia similibus *[dem homöopathischen Grundsatz]* verwerten wollte. Das Prüfen war kein planloses. Ich bediente mich chemisch-physiologischer Anhaltspunkte.[7]

> Wer von kleinen Gaben reden hört, denkt gewöhnlich sofort an Homöopathie.
>
> Da einige von den Mitteln, welche die Hahnemannianer anwenden, zu den anorganischen Salzen gehören, die im animalischen Organismus vorhanden sind und da selbst als natürliche Funktionsmittel wirken; und da in betreff der Indikationen, nach denen diese Mittel angewendet werden, zwischen den Hahnemannianern und mir eine völlige Übereinstimmung obwaltet, so üben die Hahnemannianer gerade so wie ich in Anwendung dieser Mittel eine direkte Biochemie, mittels homogener Stoffe, aus. Dadurch aber, dass sie in **einigen** Fällen **homogene**, in **anderen** Fällen **heterogene** Mittel gebrauchen, erweist sich ihr Heilverfahren bald als eine direkte, bald als eine indirekte Biochemie.
>
> In den Fällen, zum Beispiel wo sie Natrium muriaticum, Calcaria phosphorica und Silicea anwenden, üben sie eine direkte Biochemie, denn diese Substanzen sind natürliche Funktionsmittel der Gewebe. – In dem Falle aber, wo sie das

> vegetabilische Mittel Aconit zum Zwecke der Heilung einer Reizungshyperämie verabreichen, üben sie eine indirekte Biochemie aus.[6]

Die Theorie Schüßlers, die er im folgenden Text weiter ausführt, erklärt die Wirkung pflanzlicher Arzneistoffe der Homöopathie als »Wirkung dieser Substanzen auf den biochemischen Mechanismus der Zellen und Gewebe«, was sich kaum bestreiten lässt.

Wirkstoffe können nur dort ansetzen und zu arzneilicher Wirkung gelangen, wo sie auch aufgenommen werden – an so genannten Rezeptormolekülen. Dabei spielt allein die Form und Struktur der Substanz eine Rolle. Der Rezeptor ist gewissermaßen das »Schloss«, in das der Schlüssel namens »Wirkstoff« passen muss. Die Oberfläche der Arzneisubstanzen ergibt sich aus seiner Struktur. Wenn die Rezeptor-Forschung zur Zeit auch noch nicht abgeschlossen ist, kann dennoch festgestellt werden, dass Schüßler mit seiner Behauptung wahrscheinlich Recht behalten wird.

Das würde aber auch bedeuten, dass Zellen Stoffe nicht auf dem Wege chemischer Analyse erkennen, sondern nur über ihre Oberflächenstruktur. Ersterer Fall ist sowieso unwahrscheinlich. Glaubhafter ist, dass sie eine Membranwirkung ausüben. Diese muss man Elektrolyten aber ebenfalls zugestehen.

Ob Arzneistoffe gewaltsam die Zellmembran überwinden können, würde die Frage aufwerfen, ob sie dann überhaupt noch Heilmittel sind.

Die Konsequenzen, die sich daraus ergeben, sind derzeit noch nicht abzuschätzen.

> Gegner haben behauptet, dass diejenigen von meinen Mitteln, welche vor Begründung der Biochemie bereits ärztlicherseits in Anwendung gebracht wurden, zum Beispiel Silicea, Calciumphosphat et cetera, nicht biochemische Mittel seien. Mit gleichem Rechte oder vielmehr Unrechte könnte auch behauptet werden, dass alle vor Hahnemann gebrauchten Arzneien ausschließlich der Allopathie angehören. Die Sache verhält sich aber so:
>
> Der Grundsatz, nach welchem ein Mittel gewählt wird, drückt diesem sein Gepräge auf. Ein nach dem Ähnlichkeitsprinzip gewähltes Mittel ist ein homöopathisches, ein Mittel aber, welches den Mineralstoffen des Organismus homogen ist und dessen Anwendung sich auf die physiologische Chemie gründet, ist ein biochemisches.
>
> Ein Homöopath, welcher Silicea anwendet, verfährt unbewusst biochemisch. Die Silicea kann in gesunden Personen keine Symptome erzeugen, auf deren Grund sie nach dem Ähnlichkeitsprinzip gegen Krankheiten angewandt werden könnte. Die Homöopathen wählen sie auf Grund empirisch gewonnener

Heilsymptome. So verfahren sie auch bezüglich der anderen Zellenschmelz, die sie vor Begründung der Biochemie angewandt haben.

Mein Heilverfahren ist aber kein homöopathisches, denn es gründet sich nicht auf das Ähnlichkeitsprinzip, sondern auf die physiologisch-chemischen Vorgänge, welche im menschlichen Organismus sich vollziehen. Durch mein Heilverfahren werden Störungen, welche in der Bewegung der Moleküle der unorganischen Stoffe des menschlichen Organismus entstanden sind, mittels homogener Stoffe direkt ausgeglichen, während die Homöopathie ihre Heilzwecke mittels heterogener Stoffe indirekt erreicht.[3]

Zur Frage der homöopathischen Arzneimittelprüfung (die Schüßler wie bereits erwähnt für seine Mittel in Frage stellte) äußert er sich dahingehend, dass Arzneisymptome nur bei Menschen auftreten, bei denen der Organismus zu dieser Krankheit disponiert sei, möglicherweise die Krankheit während der Prüfung dem Menschen bereits innewohnt.

In der Tat sind die in Erscheinung tretenden Symptome unter den Probanden sehr verschieden verteilt; manche treten nur bei wenigen Prozent der Teilnehmer auf; gelegentlich erscheinen überhaupt keine. Als langjähriger Homöopath war ihm diese Tatsache sicher bekannt. Seine Deutung einer aktuellen Krankheitsdisposition können wir wohl nicht teilen. Es könnte sich jedoch um eine genetische Determination handeln, die dabei zutage tritt. Das würde auch erklären, warum dabei Symptome an sehr unterschiedlichen Systemen auftreten.

Das ist ein nicht uninteressanter Aspekt, der den Wert der Arzneimittelprüfung keineswegs einschränkt, sondern im Gegenteil erweitert. Schüßler musste an der korrekten Definition der Prüfung am Gesunden sehr gelegen sein, bezog er doch einen Teil seiner Charakteristiken auch aus dieser Quelle. Mangels Kenntnis genetischer Vorbestimmtheit – sie waren zu seiner Zeit noch nicht im notwendigen Umfang bekannt – versuchte er das dispositionelle Moment als Erklärung des Phänomenes heranzuziehen.

Seine Biochemie sollte vielmehr als Erweiterung durch Einbeziehung wissenschaftlicher Erkenntnisse verstanden werden. Eine Identität beider Methoden bestritt er allerdings energisch.

Die Wahl des Ferrum phosphoricum entsprach nicht nur dem Ähnlichkeitsgesetze, sondern auch den Grundsätzen der biochemischen Gewebstherapie. Der in Rede stehende Fall *[ein Heilungsbericht des Arztes Dr. Mossa]* zeigt daher, dass Homöopathie und Gewebstherapie kongruieren können. Es ist die Möglichkeit ausgeschlossen, dass mit der Zeit die Homöopathizität der biochemischen Therapie ans Licht treten wird.

An dieser Stelle sei auch erwähnt, dass Schüßler nachgesagt wurde, dass durch seine Heilmethode alle anderen entbehrlich würden. Die Textstellen weisen aus, dass dies auf einem Missverständnis beruht. (Siehe dazu Lindemann[18])

> … man würde der Biochemie Unrecht tun, wollte man sie als ein oppositionelles, selbstständiges Heilverfahren, das alles andere überflüssig macht, bezeichnen; es hieße das, die Biochemie in eine völlig schiefe Stellung zu bringen.
>
> Es ist selbstverständlich, dass die Biochemie – wie auch Homöopathie und Allopathie – die chirurgischen Operationen nicht überflüssig macht und das die Kranken, welche biochemisch respektive homöopathisch oder allopathisch behandelt werden, unter den Bedingungen einer angemessenen Ernährung … sich befinden müssen.
>
> Jede Heilmethode erfordert die Erfüllung der notwendigen Lebensbedingungen: Licht, gute Luft, richtige Temperatur, richtige Naturalverpflegung und so weiter.
>
> Die Biochemie ist noch nicht perfekt, sie ist aber perfektibel und wird mit der Zeit perfekt werden.
>
> Wenn Ärzte, die auf den Gebieten der physiologischen Chemie und pathologischen Anatomie sich gründliche Kenntnisse erworben haben, mir beim Ausbau meines Werkes behilflich sein wollten, so würden ihre Beiträge mir sehr willkommen sein.[4]

> … Die Gebiete der anorganischen Funktionsmittel sind von mir auf den parallelen Wegen der Theorie und Praxis gefunden worden.[17]

Darlegungen Schüßlers hinsichtlich seines Vorgehens zur Ermittlung der Arzneiwirkungen biochemischer Mittel

Im März 1873 macht Schüßler bei der Erstveröffentlichung seiner Methode folgende Angaben dazu:

> Um möglichst sichere Indikationen zu bekommen, unternahm ich ein vergleichendes Studium der betreffenden Pathogenesien.[17]

> So wie ich durch Vergleichung der Symptome des Schwefels mit denen des Kali carbonicum die Symptome des Kali sulphuricum fand, so gewann ich die Indikationen des Kali phosphoricum, indem ich die gleichlautenden Symptome des Phosphors und des kohlensauren Kali zusammenstellte.[2]

> Nachdem ich mir bei solcher Arbeit ein Indikationsschema angefertigt hatte, führte ich die gedachten Mittel nach und nach in meine Praxis ein. Ich erzielte Erfolge und – bei unrichtiger Wahl – Mißerfolge. Die Berücksichtigung der in Virchows Zellularpathologie enthaltenen histologischen Data führten zur Rektifizierung meines Systems.
>
> Seit einem halben Jahr operiere ich nur mit den im Nachstehenden genannten Arzneisubstanzen.[17]

Seine homöopathische Vergangenheit hat Schüßler also weder geleugnet noch abgewertet.

> Um für die 12 Mittel, welche ich oben genannt habe, Indikationen zu finden, unternahm ich ein vergleichendes Studium der in der Hahnemann'schen Arzneimittellehre und in einigen anderen Werken pharmakodynamischen Inhalts verzeichneten Pathogenesien der betreffenden anorganischen Stoffe.[3]

Schüßler hat keineswegs, wie oft geäußert, die Wahl der angewandten Potenzen willkürlich gewählt.

Wie Platz [17] schreibt, geht aus seinen brieflichen Arzneibestellungen hervor, dass er die verschiedensten Potenzen von der 1. bis zur 30. Centesimalpotenz in der Praxis anwandte und erprobte. Silicea verwandte er anfangs ausschließlich in der D30.

Das therapeutische Denkmodell der biochemischen Heilweise

1. Die homöopathische Zubereitungsform

Entgegen vieler Vorwürfe gegen die Schüßler'sche Biochemie, sie würde versuchen, mit hochverdünnten Mitteln einen generellen Mangelzustand zu beheben, macht das folgende Kapitel offenbar, dass die Vorstellung Schüßlers vom Wirkungsmodus seiner Biochemie in anderer Richtung lief.

> Die pathogen veränderten Zellen, das heißt die Zellen, welche ein Defizit an einem ihrer Mineralien erlitten haben, bedürfen einer Deckung mittels eines homogenen Mineralstoffes.
>
> Eine solche Deckung kann spontan, das heißt durch das Heilbestreben der Natur, sich vollziehen, indem aus den Zwischenräumen der Zellen *[dem Interstitium]* die erforderlichen Stoffe in die Zellen eintreten.
>
> Zögert die spontane Heilung, so ist eine therapeutische Hilfe notwendig. Zu diesem Zwecke verabreicht man die betreffenden Mineralstoffe in Molekularform.[3]

> Durch die Verreibung der Arzneistoffe mit Milchzucker sollen die Moleküle der ersteren allseitig freigemacht werden.[6]

> Alle in Wasser unlöslichen Stoffe müssen bis auf mindestens die sechste Stufe der decimalen Verdünnungs-Skala gebracht werden; die in Wasser löslichen können auch in niedrigeren Verdünnungen durch die erwähnten Epithelzellen treten.[3]

Schüßler hielt es für möglich, dass durch die ungewöhnlich langen Verreibungszeiten der homöopathischen Aufbereitung das Arzneimittel bis in die Nähe einer molekularen Größenordnung aufgeschlossen werden könne. Dass dies nicht möglich ist, gehört zum Wissen unserer Zeit. Wenn man sich die Epoche, in der seine Schriften erschienen sind, vor Augen hält, ist dieser Irrtum wohl verzeihlich. Andererseits hat eine derartig intensive Verreibung eine enorme Flächenvergrößerung zur Folge, so dass sich selbst heute noch nicht einschätzen lässt, inwieweit physikalische Wirkungssteigerungen dadurch möglich sind.

Es ist nicht ausgeschlossen, dass Schüßler als biochemisch interessierter Arzt die Arbeiten Svante Arrhenius, dem Begründer der Theorie der elektrolytischen Dissoziation (1887), bekannt waren.

Dafür spricht seine untenstehende Bemerkung der »unsichtbaren elektrischen Molekel«, mit der nur Ionen gemeint sein können.

Die Veröffentlichungen von Wilhelm Ostwald (Katalyse, chemische Gleichgewichte), Georg Hith (Elektrolytkreislauf), Georg Buchner (Angewandte Ionenlehre), van't Hoff (Gesetz über den osmotischen Druck) unter anderem erschienen alle erst nach seinem Tod.

2. Anwendung und Wirkung kleiner Gaben

Die Wirkungsmöglichkeit kleiner Gaben ergibt sich aus dem Folgenden:

Die Natur arbeitet nur mit Atomen und Atomgruppen oder Molekülen. Das Wachstum der Tiere und Pflanzen vollzieht sich, indem neue Atome oder Atomgruppen zu bereits angehäuften Molekularmassen treten.[3]

Dass verschwindend kleine, unwägbare Stoffteilchen im Organismus wirken können, lässt sich angesichts der Tatsache nicht bestreiten, dass Lichtwellen *[-quanten]*, welche doch ebenfalls unwägbar sind, in lebenden grünen Pflanzenteilen Stoffbewegungen veranlassen, in deren Folge Kohlensäure in Kohlenstoff und Sauerstoff zerlegt wird, und dass im Sehpurpur der Netzhaut Molekularbewegungen erregt werden, die das Zustandekommen eines Bildes zur Folge haben.[3]

Da in jeder ... Zelle die Mineralstoffe in verschwindend kleinen Quantitäten vertreten sind, so ist klar, dass eine Zellulartherapie – eine solche ist die Biochemie – nur mit sehr verdünnten Gaben operieren darf.[14]

Die Anwendung kleiner Gaben zwecks Heilung von Krankheiten auf biochemischem Wege ist eine chemisch-physiologische Notwendigkeit. Die biochemischen Mittel werden in minimalen Gaben angewendet.[3]

Wendet man sie zu Heilzwecken als Funktionsmittel an, so müssen sie in kleinen Gaben gereicht werden. Für die Zellular- und Molekulartherapie ergibt sich die Notwendigkeit der Verabreichung kleiner Gaben aus dem, was Professor Virchow in seiner Zellularpathologie von den Funktionen der Gewebe, insbesondere von den unsichtbaren elektrischen Molekeln *[Ionen]* des Nervengewebes sagt.[2]

Jedes biochemische Mittel muss so verdünnt sein, dass die Funktionen gesunder Zellen nicht gestört, vorhandene Funktionsstörungen ausgeglichen werden können.

In gesunden Menschen, Tieren und Pflanzen sind die Salze in Verdünnungsverhältnissen enthalten, welche ungefähr der dritten, vierten und fünften decimalen Arzneiverdünnungsstufe entsprechen.

Auch allopathische Mittel sind in kleinen Gaben wirksam.

Professor Dr. Hugo Schulz in Greifswald sagt: ›Der Sublimat bedingt in einer Verdünnung von 1:600 000 bis 1:800 000 eine ganz gewaltige, weit über die Norm hinausgehende Gärung in einer mit Hefe versehenen Traubenzuckerlösung‹.[3]

Hugo Platz äußert sich dazu:

»Der Verfasser *[Schüßler]* versucht für die Wirkung kleiner Gaben Verständnis zu erwecken, indem er dabei besonders darauf hinweist, dass ein Arzneistoff nicht durch sein Gewicht, sondern durch seine Oberfläche wirke. Er erklärt hiermit, dass eine Tiefpotenz nicht besser wirke als eine höhere, letztere dagegen frei sei von eventuellen Benachteiligungen gesunder Organe.«[17]

Schüßler wendet sich in verschiedenen seiner Veröffentlichungen gegen eine unkontrollierte Verabreichung höher dosierter Mineralstoff-Substitution, auch zu therapeutischen Zwecken.

Das wird besonders deutlich in seiner Schrift gegen das Henselsche Backpulver ausgesprochen. Dieses bezweckte eine künstliche Anreicherung des Brotes mit Mineralsalzen und Spurenelementen.

Hensel will das natürliche Programm der Blutzusammensetzung stören, indem er die Mineralien des Blutes zu stören sucht.[13]

3. Praktische Konsequenzen

Die Moleküle treten durch das Epithelium der Mund- und Schlundhöhle in das Blut und diffundieren nach allen Richtungen. Diejenigen Moleküle, welche in den Krankheitsherd gelangen, vollziehen daselbst eine lebhafte Molekularbewegung, in welche gleichartige Stoffe aus der Nachbarschaft treten. Diese Stoffe gelangen in die pathogen veränderten Zellen, und somit kommt eine Heilung zustande. Die in integrum restituierten Zellen sind dann wieder imstande, sich selbsttätig zu bewegen und auf solche Weise Fremdartiges, überhaupt Überflüssiges, also auch Exsudate, wenn solche vorhanden sind, abzustoßen.

Ein Mineralstoff, der in den Magen eines Menschen gelangt, wird der Einwirkung der im Magensafte enthaltenen Salzsäure ausgesetzt. Ist der betreffende Mineralstoff zum Beispiel ein Eisensalz, so entsteht im Magen ein Eisenchlorid respektive ein Eisenchlorür. Will man pathogen veränderten Zellen ein Eisenphosphat (Ferrum phosphoricum) zuführen, so darf dasselbe also nicht in den Magen gelangen. Deshalb ist eine minimale Gabe erforderlich. Das Mittel muss so verdünnt sein, dass seine freigewordenen Moleküle durch das Epithelium der Mundhöhle, des Schlundes und der Speiseröhre und durch die Wandungen der Kapillaren in das Blut treten können.[3]

Biochemische Mittel werden, genau wie homöopathische, nicht geschluckt. Man lässt sie im Munde zergehen. Man war damals, übrigens wie heute noch, der Anschauung, dass die potenzierten und damit zu kleinsten Partikeln verriebenen Arzneistoffe bereits vom Plattenepithel der Mundschleimhaut resorbiert werden. Dass dies grundsätzlich möglich ist, wurde inzwischen bestätigt. Ob dies allerdings eine unbedingte Voraussetzung ist, wäre eine andere Frage. Wenn es sich dabei um eine Informationsübertragung handelt, besteht diese voraussetzende Bedingung nicht.

Das biochemische Heilverfahren liefert dem Heilbestreben der Natur die demselben an betreffenden Stellen fehlenden natürlichen Mittel: die anorganischen Salze. Die Biochemie bezweckt die Korrektion der von der Norm abgewichenen physiologischen Chemie.

Die Biochemie erreicht direkt ihr Ziel: Deckung eines Deficits; die anderen Heilmethoden, welche Mittel anwenden, die den menschlichen Organismus konstituierenden Stoffen heterogen sind, erreichen das Ziel indirekt.

Wer dies Ziel und die Mittel und Wege, auf denen es erreicht wird, unbefangen sich veranschaulicht, wird zu der Erkenntnis kommen, dass die biochemischen Mittel, nach richtiger Wahl angewendet, zur Heilung fast aller durch innerliche Mittel heilbaren Krankheiten genügen.[3]

Wegen dieses Ausspruches ist Schüßler verschiedentlich angegriffen worden. Er versuchte deshalb seinen Standpunkt dahingehend zu verteidigen, dass seine Therapie ihren Angriffpunkt doch unmittelbar an den erkrankten Geweben und Zellen besitzt. Gerade dieser Umstand, dass alle Erkrankungen, besonders funktioneller Art, letztlich in Störungen der mineralstofflichen Bewegung enden, glaubte ihm das Recht zu dieser Behauptung zu geben (siehe auch das Kapitel: Abgrenzung zur Homöopathie, S. 36).

Schüßler zur Frage der weiteren Ergänzungsmittel

Schüßler war in der Auswahl seiner Funktionsmittel sehr vorsichtig. Er wollte vermeiden, dass unsichere oder schlecht geprüfte Mittel in seine Reihe Einzug halten. Schließlich hatte er seine Heilmethode ursprünglich gerade aus diesem Grunde erstellt.

Als Untersuchungen bekannt wurden, die diese Anforderung für sein Mittel Calcium sulfuricum in Frage stellten, entfernte er es sofort aus seiner Reihe. Daraufhin enthielt diese nur noch elf Mittel. Schüßler schlug als Ersatz die Kombination Natrium phosphoricum und Silicea vor. Dennoch gingen wichtige Indikationen wegen dieser Kürzung verloren.

Nicht alle biochemisch tätigen Behandler wollten jedoch auf dieses Mittel verzichten. Bis in unsere Tage ist deshalb die Meinung darüber geteilt.

Ähnlich verhielt sich Schüßler gegenüber den Karbonaten.

> Die kohlensauren Salze gehören nicht in diese Zellulartherapie, weil sie nicht Funktionsmittel sind. Sie müssen, um für die Gewebe funktionell nutzbar zu werden, in phosphorsaure respektive schwefelsaure Salze umgewandelt werden; so wie der Schwefel und der Phosphor ihrerseits so lange für die Gewebe in funktioneller Hinsicht nutzlos sind, bis sie, durch Zutritt von Sauerstoff in Schwefel- respektive Phosphorsäure verwandelt, sich mit den Basen der kohlensauren Salze verbunden haben.[2]

Aus gleichem Grunde lehnte Schüßler die Kupfer-, Jod- und Mangansalze für seine biochemischen Mittel ab, da ihre regelmäßige Gegenwart sowie ihre essentielle Eigenschaft als Funktionsmittel zu seiner Zeit noch nicht sicher nachgewiesen war.

Wir müssen diese Sorgfalt, die in dieser Maßnahme zum Ausdruck kommt, für seine Zeit akzeptieren, wenn diese Ansicht auch heute als überholt gilt. Die Forschungen der nachfolgenden Jahre, die viele neue Elemente als essentiell nachgewiesen haben, machen diese Frage inzwischen gegenstandslos.

Schüßler hat seine Methode niemals dogmatisch gehandhabt und nicht beabsichtigt, sie auf seinem Wissensstand einzufrieren. Über diese seine Einstellung liegen zahlreiche Belege vor, die zum Teil auch in diesem Buche zitiert werden.

Schon bald nach seinem Tode wurden deshalb so genannte Ergänzungsmittel in die Reihe aufgenommen (zum Beispiel von Schöpwinkel), was durchaus nicht widerspruchslos geschah.

Nicht immer wurden sie seinen Anforderungen, zum Beispiel an die Anionen-Auswahl, gerecht. Es wäre zu wünschen, dass in dieser Hinsicht die gleiche Sorgfalt angewandt würde, wie Schüßler das auch getan hätte. Bei der Vielzahl der eventuell in Frage stehenden Spurenelemente könnte die Methode sehr rasch unübersichtlich werden.

Die biochemische Diagnose

Da die Biochemie, wie keine zweite Methode, zur Selbstmedikation geeignet ist, haben im Laufe der Jahre eine Menge laienhafter Vorstellungen und Verfälschungen in die Grundlagenliteratur Eingang gefunden.

12 Basismittel suggerieren das Vorliegen einer einfachen, leicht zu überblickenden und zu erlernenden Therapie, zu der noch eine große Risikofreiheit hinzuzurechnen ist. Diese Umstände ermuntern geradezu zum Probieren und verschleiern die notwendige Grundvoraussetzung an speziellem Wissen, die diese Therapie erfordert.

Jede Therapie lebt von der Zuordnung diagnostischer Tatbestände. Im einfachsten Falle ist das durch die logische Reihe Diagnose – Krankheitsbezeichnung – Heilmittel darstellbar.

Für die Biochemie (wie auch für die Homöopathie) reicht das nicht aus. Es muss eine Mitteldiagnose zusätzlich erfolgen (siehe die Charakteristiken und den Indikationsteil), die erst das Kriterium einer Individualtherapie erfüllen. Die Versuchung liegt nahe, das Glied der Reihe »Krankheitsbezeichnung« zu überspringen und unmittelbar das zugeordnete Mittel anzusprechen. Man bedenke, dass die Krankheitsbezeichnung die Prognose und manche andere zwingend notwendige Therapieform beinhaltet.

Die biochemische Diagnose richtet sich nach der individuellen Eigenart des Krankheitsgeschehens des betreffenden Menschen. Darum spielen beispielsweise Gewebs- und Sekretbeschaffenheit oder Schmerzmodalitäten eine bestimmende Rolle. Das wird besonders bei der Therapie der Hautkrankheiten deutlich, die weniger nach ihren klinischen Namen als vielmehr nach ihren kennzeichnenden äußeren Erscheinungen beschrieben werden. Schüßler setzt bei aller Anerkennung der Antlitzdiagnose den Hauptsatz seiner diagnostischen Anweisungen deswegen nicht außer Kraft, der da lautet:

> Die Indikationen der biochemischen Mittel müssen aus der physiologischen und pathologischen Chemie hergeleitet … werden.[3]

Die diagnostischen Hinweise Schüßlers können nur in diesem Sinne verstanden werden, was bereits mehrfach zum Ausdruck gebracht wurde.

1. Die Antlitz-Diagnostik

> Wer nur biochemische Mittel anwendet, kann, falls er seine Beobachtungsgabe üben will, im Laufe der Zeit die Fähigkeit erwerben, in vielen Fällen, namentlich bei chronischen Krankheiten, an der physischen Beschaffenheit des Gesichts und an dem psychischen Ausdruck desselben zu erkennen, welches biochemische Mittel einem gegebenen Krankheitsfalle entspricht.
>
> Eine solche Antlitz-Diagnostik darf zwar für sich allein nicht die Wahl des anzuwendenden Mittels bestimmen, sie kann aber die Wahl erleichtern respektive bestätigen.[3]

> Wer die Antlitz-Dignostik erlernen will, muss dieselbe auf autodidaktischem Wege sich erwerben. Ein Versuch, sie mittels einer gedruckten Anleitung zu lehren, würde zu Missverständnissen führen.
>
> Wer die Antlitz-Diagnostik sich zu eigen machen will, schenke seine bezügliche Aufmerksamkeit zunächst einer Antlitz-Gattung. Das Kochsalz-Gesicht – sit venia verbo – ist am leichtesten kennenzulernen. Man präge seinem Gedächtnis Beschaffenheit und Ausdruck der Gesichter derjenigen Personen ein, welche man mittels Natrium muriaticum verhältnismäßig rasch geheilt hat. Es wird sich, wie man zu sagen pflegt, ein roter Faden durch die betrachteten Eindrücke ziehen.
>
> Hat man das Kochsalz-Gesicht erkannt, so gehe man zu einem anderen Natron-Gesicht über.[3]

Während der Jahrzehnte nach Schüßlers Tod wurden verschiedentlich diesbezügliche Hinweise veröffentlicht. Es muss vermerkt werden, dass in der Regel erst bei längerer Dauer antlitzdiagnostische Zeichen auftreten.

Nr. 1 Calcium fluoratum:
Pergamentartige Haut, sich kreuzende Längs- und Querfalten, die ein würfelartiges Muster bilden. Gelegentlich verdickte Gefäße sichtbar – auch Schuppenbildung.

Nr. 2 Calcium phosphoricum:
»Wachspuppengesicht«, Gesichtsfarbe blass-wächsern wirkend, besonders auffällig in der oberen Gesichtshälfte und den Ohren; abgezehrt.

Nr. 3 Ferrum phosphoricum:
Hohläugig – fleckige Stirn- oder Wangenröte, rötliche oder blaurötliche Verfärbung der Augenumgebung – besonders ausgeprägt in den Nasenwinkeln; häufiger Farbwechsel.

Nr. 4 Kalium chloratum:
Blass-livide Gesichtsfarbe, wie Alabaster wirkend. Die unteren Augenlider bläulich-weiß (erstes Anzeichen).

Nr. 5 Kalium phosphoricum:
Eingefallenes, aschgraues, glanzloses Gesicht. Graue Schatten in der Augenumgebung. Mund und Kinn farblos.

Nr. 6 Kalium sulfuricum:
Gelbe bis braune Gesichtsfarbe oder nur einzelne Flecken, besonders der äußeren Augenwinkel und des Unterlides. Die Gesichtszeichen können ausnahmsweise sehr rasch entstehen.

Nr. 7 Magnesium phosphoricum:
Krampfmimik im akuten Zustand; sonst fahle Gesichtsfarbe mit karmesinroten (rosa) Flecken neben den Nasenflügeln, auch Wangenröte (bei Ferrum phosphoricum hauptsächlich gerötete Stirn).

Nr. 8 Natrium chloratum:
Wässrig-gedunsenes Gesicht von schwammiger Beschaffenheit, hügelig wirkend; manchmal nur in der Jochbeingegend. Schmieriger Streifen am oberen und unteren Lidrand. In den späteren Stadien: bleich, erdfahl, welk mit eingesunkenen, blau umränderten Augen.

Nr. 9 Natrium phosphoricum:
Fettig glänzendes Gesicht, Neigung zur Bildung von Mitessern (keine typische Gesichtsfarbe).

Nr. 10 Natrium sulfuricum:
Gesicht von grünlich-gelber Farbe oder nur einzelne Flecken. Zuweilen auch gedunsen. Röte der Nase (besonders Spitze) und ihrer Umgebung, gelbliche Skleren.

Nr. 11 Silicea:
Verschiedene Zeichen, die nur selten zugleich auftreten. Puppenartiges, kleines Gesicht mit seidigem Glanz (früh auftretendes Zeichen). Trockene Haut mit

Krähenfüßen, besonders seitlich der Augen (Lebensalter in Betracht ziehen). Tief in den Höhlen liegende Augen (tritt erst nach längerer Zeit auf), nur oberes Augenlid eingesunken (tritt frühzeitig auf). Kinder: wachsgelb oder grau, unterernährt oder gealtert wirkend. Infolge der Vielfalt möglicher Merkmale nicht leicht zu erkennen.

Nr. 12 Calcium sulfuricum:
Für Nr. 12 Calcium sulfuricum können keine antlitzdiagnostischen Zeichen angegeben werden.

2. Die Zungen-Diagnostik

> Die Berücksichtigung des Zungenbelages kann in vielen Fällen, namentlich bei Gastrizismus ..., die Wahl des passenden Mittels erleichtern.[3]

Die biochemische Zungen-Diagnostik hat in den späteren Jahrzehnten manche Erweiterungen erfahren, die über die Angaben Schüßlers hinausgehen. Sie sind durch unzählige praktische Erfahrungen gut belegt. Die Darstellung folgt in heute allgemein anerkannter Form.

Nr. 1 Calcium fluoratum:
Rissig, borkig, stärker verhornt – im Alter bräunlich-trocken.

Nr. 2 Calcium phosphoricum:
Pelzig, durchscheinend weißlich belegt.

Nr. 3 Ferrum phosphoricum:
Unspezifisch, rötlich, besonders die seitlichen Zungenränder sind gerötet; in akuten Fällen oft trocken und hinten weiß belegt.

Nr. 4 Kalium chloratum:
Zunge mit weißer (nicht schleimiger) Schicht belegt, an der Zungenwurzel weißgrau.

Nr. 5 Kalium phosphoricum:
Zunge wie mit flüssigem Senf (ockerfarben) überstrichen; dabei übler Mundgeruch; eher trocken.

Nr. 6 Kalium sulfuricum:
Zunge gelb-schleimig belegt.

Nr. 7 Magnesium phosphoricum:
Reine oder gelblich glänzende Zunge, transparente Verfärbung.

Nr. 8 Natrium chloratum:
Zunge rein oder mit weiß-schleimiger Schicht belegt; an den Zungenrändern kleinblasiger Speichelschleim.

Nr. 9 Natrium phosphoricum:
Zunge feucht, weiß, mit dickem, goldgelb schimmerndem Belag an der Zungenwurzel.

Nr. 10 Natrium sulfuricum:
Zunge an der Wurzel goldgelb, morgens mehr schmutzig-gelb oder grünlich bis bräunlich belegt; dabei bitterer Mundgeschmack. Bei hydrogenoider Konstitution welk und breit.

Nr. 11 Silicea:
Bräunlich-schleimig, fettig wirkend, oft wund, bei alten Menschen auch trocken, Geschmacksverlust.

Nr. 12 Calcium sulfuricum:
Zunge hinten mit einer Schicht belegt, welche wie halbtrockener Lehm aussieht (Wundheitsgefühl).

3. Zuordnungen von Pulsqualitäten zu den Mitteln

Schüßler gibt nur zwei an:

Kalium phosphoricum:
Puls zuerst klein und frequent, später Verlangsamung desselben (Schwäche des Parasympathikus – zunehmende Herzinsuffizienz).

Ferrum phosphoricum:
Pulsbeschleunigung und vermehrte Gesichtsröte (Fieber, Kongestionen).

In der späteren Literatur wurden die Pulshinweise auf die gesamte Mittelreihe erweitert. Dazu ist anzumerken, dass es sich bei diesen Angaben um die Pulse von Krankheiten handelt, die vorzugsweise mit den entsprechenden Mitteln behandelt werden und nicht für das Mittel spezifisch oder charakteristisch sind.

Der bekannteste biochemische Arzt Dr. Feichtinger gibt in seinem Buch weitere hinweisende Pulsqualitäten an:

Puls klein (P. parvus):	Calcium phosphoricum – Kalium phosphoricum
Puls voll (P. magnus):	Ferrum phosphoricum
Puls beschleunigt (P. frequens):	Calcium phosphoricum – Ferrum phosphoricum – Kalium phosphoricum
Puls schnellend (P. celer):	Kalium phosphoricum

4. Die Modalitäten

Sie sind von besonderer Bedeutung bei der Mittelfindung. Von Schüßler stammen folgende Hinweise:

Nr. 2 Calcium phosphoricum:
Verschlechterung nachts und in der Ruhe.

Nr. 3 Ferrum phosphoricum:
Besserung bei Kälte (Entzündung, Hyperämie, Kongestion). Verschlechterung durch Bewegung (functio laesa bei Entzündungen). Kopfschmerz verschlimmert durch Bücken und Bewegung. Magenschmerzen verschlechtert nach Speisengenuss und bei Druck auf die Magengegend.

Nr. 4 Kalium chloratum:
Verschlechterung durch kaltes, feuchtes Wetter.

Nr. 5 Kalium phosphoricum:
Schmerzen, Besserung bei mäßiger Bewegung. Verschlechterung zu Anfang der Bewegung und durch Anstrengung.

Nr. 6 Kalium sulfuricum:
Verschlechterung in der Wärme, abends, in geschlossenen oder warmen Räumen. Besserung in frischer, kühler Luft.

Nr. 7 Magnesium phosphoricum:
Besserung durch Wärme und Druck. Verschlechterung durch leise Berührung.

Nr. 9 Natrium phosphoricum:
Dyspeptische Beschwerden, die sich nach Fettgenuss verschlimmern.

Nr. 10 Natrium sulfuricum:
Verschlechterung bei feuchtem Wetter, in der Nähe von Gewässern. Besserung unter entgegengesetzten Bedingungen (Hydrämie).

Später wurden auch für die restlichen Mittel Modalitäten angegeben (nach Feichtinger).

Nr. 1 Calcium fluoratum:
Besserung bei fortgesetzter leichter Bewegung.

Nr. 8 Natrium chloratum:
Verschlechterung morgens, bei Feuchtigkeit.

Nr. 11 Silicea:
Besserung bei Wärme und in Ruhe. Verschlechterung nachts und bei Bewegung.

Grundsätze der biochemischen Verordnungsweise

Bei der Bestimmung der Dosis eines biochemischen Heilmittels darf das Quantum eines Krankheitsproduktes nicht als maßgebend betrachtet werden, denn es kann zum Beispiel ein winziges Manko an Kochsalz in den Zellen der Epithelschicht eines serösen Sackes eine massenhafte, seröse Exsudation zur Folge haben, und ein dem winzigen Manko entsprechender Ersatz an Kochsalzmolekülen kann die Resorption des Ergusses bewirken.

Die Dosis eines zu biochemischem Zwecke verordneten Salzes darf eher zu klein als zu groß sein. Ist sie zu klein, so führt die Wiederholung derselben zum Ziele; ist sie zu groß, so wird der beabsichtigte Zweck ganz verfehlt.[3]

In akuten Fällen nehme man stündlich oder zweistündlich, in chronischen drei- bis viermal täglich ein erbsengroßes Quantum von der Verreibung, entweder trocken oder in einem Teelöffel voll Wasser gelöst.[2]

In meiner Praxis wende ich durchschnittlich die 6. Dezimalverreibung an.[3]

Er mahnt, die Verordnung nicht schematisch nach allgemeinen Indikationen vorzunehmen, auch wenn dadurch die Arbeit scheinbar erleichtert würde.

> Genaues Individualisieren ist ein Erfordernis auch meiner Therapie. Die Handhabung meiner Mittel ist nicht so einfach und federleicht, wie mir von einem Opponent einst vorgeworfen wurde.[17]

Schüßler hat bei seiner biochemischen Therapie keinen dogmatischen Standpunkt vertreten, wie die nachfolgenden Zitate beweisen:

> Auf Grund der oben angegebenen quantitativen Verhältnisse der Zellensalze möge jeder Arzt, der biochemische Mittel anwenden will, nach seinem Ermessen die Dosis wählen.[3]

Überraschend ist, dass Schüßler gelegentlich von seiner Vorschrift abwich, ausschließlich Mittel anzuwenden, die nach homöopathischen Vorschriften hergestellt sind.

In seiner Schrift über die Cholera ist zu lesen:

> Was die Dosis betrifft, so schlage ich vor: Ein Dezigramm Natriumsulfat in 100 Gramm Wasser gelöst. Davon jede Viertelstunde einen Teelöffel voll zu nehmen.
>
> Eine schwächere Lösung des Natriumsulfats – 1:100 000 – ist auch noch sehr wirksam. Wer mit minimalen Dosen sich noch nicht befreundet hat, wird dem erstgenannten Lösungsverhältnis 1:1000 den Vorzug geben.[9]

Es kam ihm offensichtlich, zumindest in diesem Falle, überwiegend darauf an, dass die Mittel

a) in flüssiger Form

b) in entsprechender Verdünnung

Verwendung finden.

Es hat nach Schüßler eine Reihe von Ärzten gegeben, die in unübersehbarer Anlehnung an Schüßler eine Mineralsalz-Therapie ausübten, die per Rezeptur nach dieser Methode durchgeführt wurde.[19]

Da Schüßler mit der Biochemie nicht die Beseitigung einer essentiellen Mangelsituation anstrebte, lehnte er Mischungen seiner Mittel nach Indikationen ab und verlangte die Anwendung immer nur eines Salzes.

Eine Mischung mehrerer Mittel zugleich ist im Sinne biochemischer Grundsätze nicht statthaft.

Die Mittel im Wechsel einzunehmen ist möglich, sofern ein genügend großer zeitlicher Abstand dazwischen eingehalten wird.

> Die Verabreichung zweier Mittel im Wechsel ist nur ausnahmsweise in den Fällen gestattet, wo sie unvermeidlich ist.[17]

Die biochemischen Mittel sind nur in Tablettenform erhältlich. Bei der Dosierung wird heute im allgemeinen eine wesentlich größere Anzahl von Tabletten als früher bevorzugt. Bei Magnesium phosphoricum werden, etwa bei Schmerzen, wenn rasche Wirkung erforderlich ist, 10 Tabletten, in heißem Wasser gelöst, eingenommen. Die Verwendung von Metalllöffeln sollte dabei vermieden werden. Silicea wird üblicherweise zu 2–3 Tabletten verabreicht.

Auch in der Potenzwahl wird heute großzügiger verfahren, und die von Schüßler nicht besonders empfohlene 3. Potenz ist beliebt.

Bei Kalium phosphoricum sollte man sie für sehr sensible Personen vermeiden.

Bei Ferrum phosphoricum zeigt sie in dieser Potenz noch eine schwach tonisierende Wirkung, die teils erwünscht sein kann, bei Entzündungen oder kongestiven Zuständen aber fehl am Platz ist.

Normpotenzen der einzelnen Mittel (nach Dr. Schüßler)

Nr. 1	Calcium fluoratum:	D12
Nr. 2	Calcium phosphoricum:	D6
Nr. 3	Ferrum phosphoricum:	D12
Nr. 4	Kalium chloratum:	D6
Nr. 5	Kalium phosphoricum:	D6
Nr. 6	Kalium sulfuricum:	D6
Nr. 7	Magnesium phosphoricum:	D6
Nr. 8	Natrium chloratum:	D6
Nr. 9	Natrium phosphoricum:	D6
Nr. 10	Natrium sulfuricum:	D6
Nr. 11	Silicea:	D12
Nr. 12	Calcium sulfuricum:	D6

In welcher Weise die biochemische Arznei auszuwählen ist, wird im zweiten Teil dieser Schrift näher erläutert.

Standpunkt und Ausblick

Unter allen medikamentösen Heilverfahren nimmt die Biochemie Dr. Schüßlers zweifellos eine Sonderstellung ein. Ihre Entstehung verdankt sie einer damals jungen aufblühenden Wissenschaft, der physiologischen Chemie.

Die Biochemie ist eine der Heilmethoden in der Gesamtheit der traditionellen Heilkunde. Es war von Anfang an unmöglich, sie einer bestimmten Kategorie zuzuordnen. Das war im Wesentlichen der Grund, dass man ihr zu allen Zeiten kaum neutral gegenüberstehen konnte; man war entweder Anhänger oder Gegner.

Aus jeder Veröffentlichung Schüßlers spricht das Bemühen um wissenschaftlich-logische Begründung seiner Heilmethode, die trotzdem zu seinen Lebzeiten noch weitgehend Phänomenologie war, denn diese steht immer am Anfang einer jeden neuen Erkenntnis. Sie ist die Methode des Beobachtens und Deutens, aber nicht des Begründens.

Die Weiterentwicklung einer Lehre ist aber nur möglich, wenn sie aus dem Stadium der Wesensschau heraustritt in das der kausal-analytischen Untersuchung und Interpretation. Erst dann eröffnen sich neue Areale des Erkennens und Wirkens, die dem rein phänomenologischen Vorgehen verschlossen bleiben müssen.

Das Verharren auf dem Plateau hypothetisch-synthetischer Phänomenologie verschließt zwangsläufig den Zugang zu weiterreichenden Erkenntnissen und vergibt die Möglichkeit einer progressiven, deterministischen Entwicklung.

Eine Heilmethode lebt nur so lange, wie sie sich fortentwickelt und den Anforderungen der Praxis Rechnung trägt. Das ist eine Verpflichtung für jeden Freund und Anhänger der Biochemie. Dabei fällt dem Verfasser ein Ausspruch von Boltzmann ein: »Es gibt nichts Praktischeres als eine gute Theorie.«

Dass Schüßler bei der Anwendung einer Naturheilmethode naturwissenschaftlich-chemische Kenntnisse fordert, mag manchem ungewöhnlich erscheinen.

Schüßlers Kommentar dazu:

> Das Studium der Naturwissenschaften erzeugt keine Konfusion der Gedanken; es macht Köpfe klar, nicht dunkel. Unklarheit und Dunkelheit möge man anderswo suchen.[12]

Wo sich das Bewusstsein um die Unvollkommenheit menschlichen Wollens und Könnens manifestiert, geziemt sich Bescheidenheit. Die Mutter der Überheblichkeit ist das Unwissen. Die Phänomene der lebendigen Natur sind eine Herausforderung des menschlichen Geistes – das Ringen um die Erkenntnis dessen, »was die Welt im Innersten zusammen hält«, endet meist mit der Kapitulation des Verstandes. Das Unerforschbare zu bewundern und zu akzeptieren und den Schöpfer im Geschöpf zu verehren, ist die Weisheit der Weisen.

Bibliographie und andere Quellen

1 Erstveröffentlichung in der Allgemeinen Homöopathischen Zeitung 26. Band 1873: »Eine abgekürzte Homöopathische Therapie«

2 Eine abgekürzte Therapie, 1874

3 Eine abgekürzte Therapie, 1898, 25. Auflage

4 Irrige Auffassung bezüglich der Biochemie. Richtigstellung derselben von Dr. med. Schüßler, 3. Auflage, Oldenburg und Leipzig, ohne Jahresangabe

5 Schüßler: Die Salze in ihren Beziehungen zu den Proteinsubstanzen. Aufsatz in der Hirschelschen Zeitschrift, 20. Band Nr. 15, 1.8.1975

6 Schüßler: Die Heilung der Diphtheritis auf biochemischem Wege. (Erstauflage: 1879), 2. Auflage 1913, Oldenburg, Schulzesche Hof-Buchdruckerei

7 Schüßler: Dr. med. v. Villers Beleuchtung der biochemischen Therapie. (Erstveröffentlichung: Allgemeine Homburger Zeitung, Bd. 101, Nr. 20 1880), Oldenburg und Leipzig, Ausgabe von 1928

8 Allopathie – Biochemie und Homöopathie, besprochen von Dr. med. Schüßler, 1887, 5.Auflage 1926

9 Die Cholera vom biochemischen Standpunkt aus betrachtet. Oldenburg und Leipzig, 1892

10 Schüßler: Dr. med. Quesse's »Kritik der Biochemie«, beleuchtet von Dr. med. Schüßler, Oldenburg und Leipzig, 1893

11 Das Heilserum und die Diphteritis-Behandlung, besprochen von Dr. med. Schüßler, 3. Auflage 1894, Oldenburg, Schulzesche Hof-Buchdruckerei

12 Der Einfluss der Umgebung auf die Entwicklung der Menschen und Tiere, Dr. med. Schüßler, 1895, 2. Auflage, Oldenburg und Leipzig

13 Hensel's »Physiologisches Backpulver« vor dem Forum der physiologischen Chemie. Dr. med. Schüßler, 2. Auflage, keine Jahresangabe, erschienen zwischen 1895 und Schüßlers Tod

14 Hensel's Kritik der Biochemie – Richtigstellung derselben von Dr. med. Schüßler, 3. Auflage, ohne Jahresangabe, erschienen zwischen 1895 und Schüßlers Tod

15 Schüßler: Aufsatz in Allgemeiner Homöopathischen Zeitung. Band 90, Nr. 17

16 Schüßler: Aufsatz in Allgemeiner Homöopathischen Zeitung. Band 68, 1864

17 Hugo Platz: Dr. Schüßler und seine biochemische Heilmethode, Verlag Dr. Willmar Schwabe, Leipzig 1921

18 Günther Lindemann: Dr. med. Wilhelm Heinrich Schüßler (Biographie), Isensee Verlag, Oldenburg 1992

2. Teil

Charakteristiken der biochemischen Mittel und die biochemische Therapie nach Schüßler

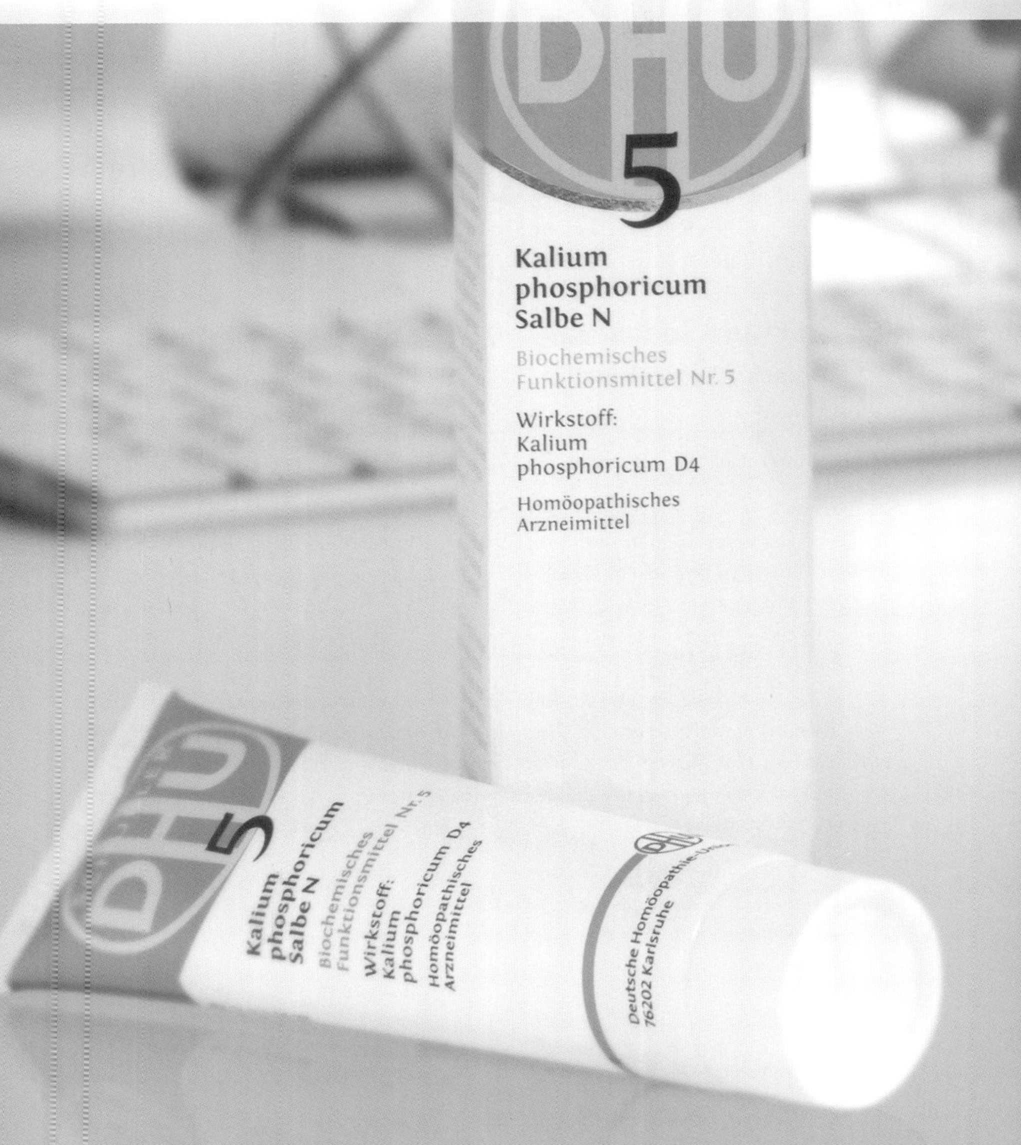

Charakteristiken der biochemischen Mittel

Die vorliegenden Charakteristiken sind umfangreicher als die in der letzten Ausgabe der »Abgekürzten Therapie«, da auch die vorangegangenen Ausgaben Berücksichtigung fanden, sofern sie auch für heutige Zwecke noch vertreten werden können beziehungsweise die Krankheitsanzeigen auch durch praktische Erfahrung gesichert sind.

Die Modalitäten sowie die diagnostischen Kennzeichen der Mittel sind im Anschluss an dieses Kapitel systematisch aufgeführt.

Um das Schriftbild nicht zu stören und die Lesbarkeit zu beeinträchtigen, wurde auf die jeweilige Literaturangabe verzichtet. Wie auch im vorangegangenen Teil, sind die Originaltexte Schüßlers mit oder ohne größere Anführungen, mit serifenloser Schrift, gesetzt.

Nr. 1 Calcium fluoratum

Calciumfluorid, Fluorcalcium

Das Fluorcalcium ist bekanntlich ein Bestandteil der Knochen. Es scheint bestimmt zu sein, den Knochen Festigkeit zu geben.

Fluorcalcium ist in der Oberfläche der Knochen, im Schmelz der Zähne, in den elastischen Fasern und in den Epidermiszellen enthalten. Eine Störung in der Bewegung seiner Moleküle mit konsekutivem *[nachfolgendem]* Verlust hat zur Folge:

1. ein hartes, höckeriges Exsudat auf der Oberfläche eines Knochens;
2. eine Erschlaffung elastischer Fasern; daher Gefäßerweiterungen, Hämorrhoidalknoten, Erschlaffung der Bauchdecken – Hängebauch; Erschlaffung und Lageveränderungen des Uterus, mangelnde Nachwehen oder auch Gebärmutterblutungen.
3. Austritt von Keratin* aus den Epidermiszellen. Das Exsudat vertrocknet sofort und wird eine fest anhaftende Kruste, welche zum Beispiel in den Handflächen vorzukommen pflegt. Beim Gebrauch der erkrankten Hände entstehen Schrunden und Risse in den Krusten.

Das Fluorcalcium heilt außer den oben erwähnten Krankheiten:

* Keratin oder Hornstoff ist in der Epidermis, in den Haaren und den Nägeln enthalten. (Haare und Nägel gehören histologisch zu den Anhangsgebilden der Haut.)

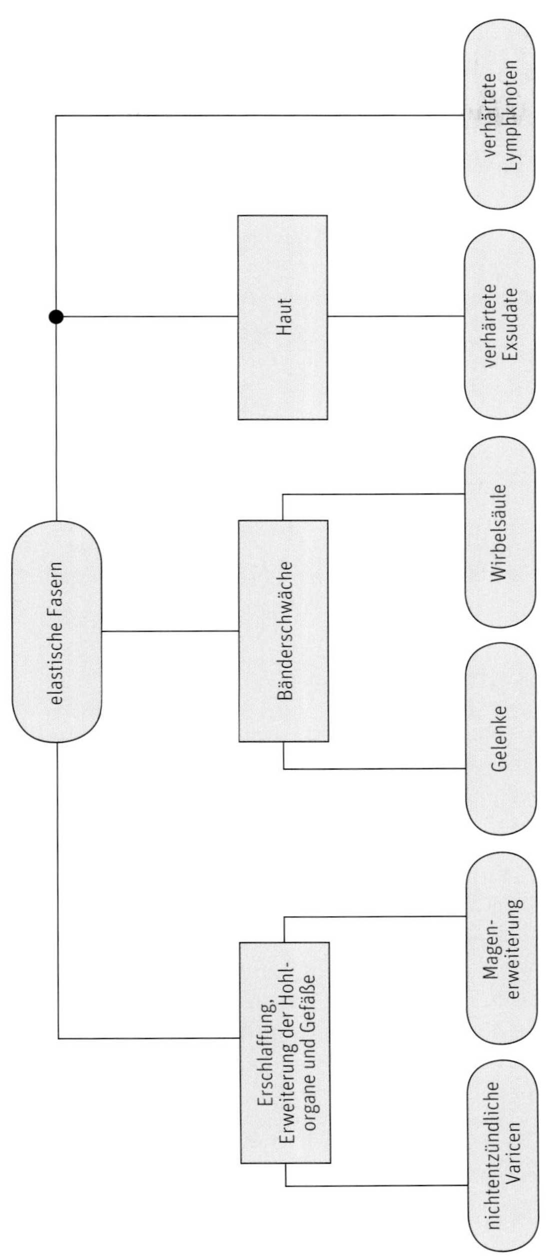

Abb. 6: Charakteristik – Calcium fluoratum

a) das Kephalhämatom, indem es die Resorption des knöchernen Walles bewirkt;

b) verhärtete Exsudate, zum Beispiel in Brustdrüsen, Hoden etc.

In Betreff der Resorption verhärteter Exsudate sind zwei Möglichkeiten denkbar:

Durch den Druck des verhärteten Exsudates haben die in der Nähe befindlichen elastischen Fasern ihre Funktionsfähigkeit verloren. Zugeführte Fluorcalcium-Moleküle restituieren die betreffende Fasern in integrum, dadurch werden die letzteren befähigt, das Exsudat abzustoßen. Dasselbe wird alsdann von den Lymphgefäßen resorbiert.

Die im Anschluss von Schüßler diskutierte Wirkungsweise des Calcium fluoratum ist unserem heutigen Kenntnisstand entsprechend nicht mehr stichhaltig und wurde weggelassen. Die Möglichkeit einer bio-katalysatorischen Wirkung konnte ihm zu seiner Zeit noch nicht bekannt sein.

Calcium fluoratum war das, in Hinsicht auf seinen Wirkungsmechanismus, für ihn wohl schwierigste Mittel, das erst in den nachfolgenden Ausgaben seiner »Abgekürzten Therapie« ausführlicher besprochen wurde.

Nr. 2 Calcium phosphoricum

Es ist das formative Funktionsmittel der Gewebe, der Blutzellen, des Knochengewebes und so weiter. Versuche an Hunden und Kaninchen haben gelehrt, dass der phosphorsaure Kalk die Callusbildung bei Knochenbrüchen beschleunigt.

Phosphorsaurer Kalk ist in allen Zellen enthalten; Am reichlichsten ist er in den Knochenzellen vertreten. Er spielt bei der Neubildung von Zellen die Hauptrolle; darum dient er als Heilmittel anämischer Zustände und als Restaurationsmittel der Gewebe nach dem Ablauf akuter Krankheiten. Ganz besonders anwendbar ist er in den Fällen, in denen die Knochenbildung zögert, also bei Rachitis, Kraniotabes, bei mangelhafter Verknöcherung eines Schädelknochens, bei zu langem Offenbleiben der Fontanellen, schwieriges Zahnen und die damit in Verbindung stehenden Beschwerden.

Er fördert die Kallusbildung nach Knochenbrüchen und beschleunigt die Dentition. In letzterer Beziehung konkurriert er mit Fluorcalcium.

Wenn die Molekularbewegung des phosphorsauren Kalkes in den Epithelzellen der serösen Häute gestört ist, so erfolgt ein sero-albuminöser Erguss. Auf solche Weise entstehen das Hygroma patellae, der Hydrops genu. Ersetzt man

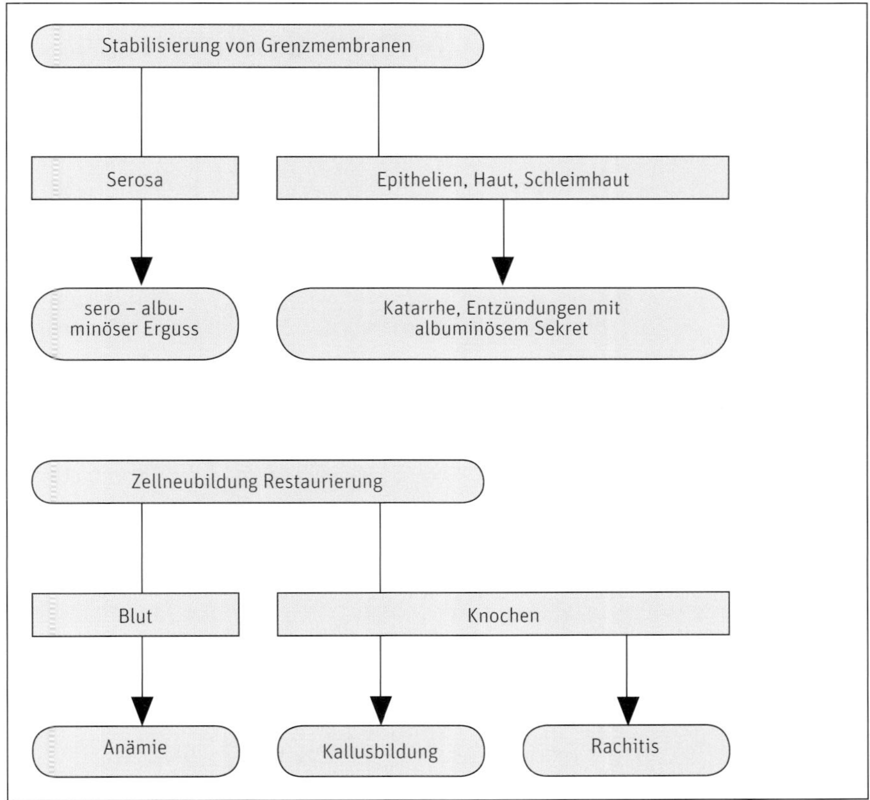

Abb. 7: Charakteristik – Calcium phosphoricum

die betreffenden Verluste mittels minimaler Gaben phosphorsauren Kalkes, so werden die Ergüsse resorbiert.

Wenn die Epidermiszellen phosphorsauren Kalk verloren haben, so tritt Eiweiß an die Oberfläche und vertrocknet daselbst zu einer Kruste, deren Abfallen therapeutisch mittels Darreichung von Calciumphosphat-Molekülen bewirkt werden kann.

Ist das Epithelium einer Schleimhaut durch Calciumphosphatverlust erkrankt, so erfolgt ein albuminöses Sekret, welchem Calciumphosphat als Heilmittel entspricht.

Das Calciumphosphat heilt auch Krämpfe und Schmerzen, die durch Anämie bedingt sind. Die betreffenden Schmerzen sind von Kribbeln, Taubheits- oder Kältegefühl begleitet.

Das Calcium phosphoricum heilt auch Nervenschmerzen, welche den durch Kali phosphoricum heilbaren ähnlich sind. Magnesium phosphoricum passt bei sehr lebhaften Schmerzen, das Kalium phosphoricum bei lähmenden Schmerzen.

Der Schmerz, welchen Calcarea phosphorica heilt, hält zwischen beiden Schmerzarten die Mitte. Die Magnesia phosphorica passt mehr für Jugend und Kraft, die Calcarea phosphorica mehr für das Alter, das Kali phosphoricum für geschwächte Personen.

Histologisch könnte dies etwa so ausgedrückt werden: Magnesia phosphorica passt, wenn ein Reiz das gesunde Nervengewebe getroffen hat; Calcium phosphoricum, wenn dem Nervengewebe das regenerative Funktionsmittel fehlt.

Calcium phosphoricum ist ferner anwendbar gegen seniles Haut- und Vaginaljucken.

Die Bleichsucht

Virchow sagt bezüglich der Bleichsucht:

Die Chlorose unterscheidet sich dadurch von … *[der Leukocytose und der Leukämie]*, dass die Zahl der zelligen Bestandteile im Blute überhaupt geringer ist – es vermindern sich bei der Chlorose die Elemente beider Gattungen (rote und weiße Blutkörperchen), ohne dass das gegenseitige Verhältnis der farbigen zu den weißen in bestimmter Weise gestört ist. Alles deutet darauf hin, dass eine verminderte Bildung von Zellen überhaupt stattfindet.

Obigem nach kann man annehmen, dass das Wesen der Bleichsucht darin besteht, dass den Blutkörperchen das formative Funktionsmittel nicht in genügendem Maße zugeführt wird.

Nr. 3 Ferrum phosphoricum
Ferriphosphat

Das Eisen und die Eisensalze haben die Eigenschaft, Sauerstoff anzuziehen. Das in den roten Blutkörperchen enthaltene Eisen nimmt *[als Funktionsstoff des Hämoglobins]* den eingeatmeten Sauerstoff auf, mit welchem alle Gewebe des Organismus versorgt werden.

Wenn die in den Muskelzellen enthaltenen Eisenmoleküle (auch der Muskeln, welche der willkürlichen Bewegung dienen) durch einen fremdartigen Reiz eine Bewegungsstörung erlitten haben, so erschlaffen die betreffenden Zellen.

Betrifft eine solche Affektion die Ringfasern der Blutgefäße, so erweitern sich diese; demzufolge vermehrt sich ihr Blutinhalt. Ein solcher Zustand wird Reizungshyperämie genannt.

Eine Reizungshyperämie bildet das erste Stadium der Entzündungen. Sind die betreffenden Zellen durch die Wirkung des therapeutisch angewandten Eisens (Eisenphosphates) auf ihren Normalzustand zurückgeführt worden, so sind sie befähigt, die Erreger der Hyperämie abzustoßen, welche alsdann von den Lymphgefäßen, zum Zwecke der Elimination aus dem Organismus, aufgenommen *[und ausgeschieden]* werden.

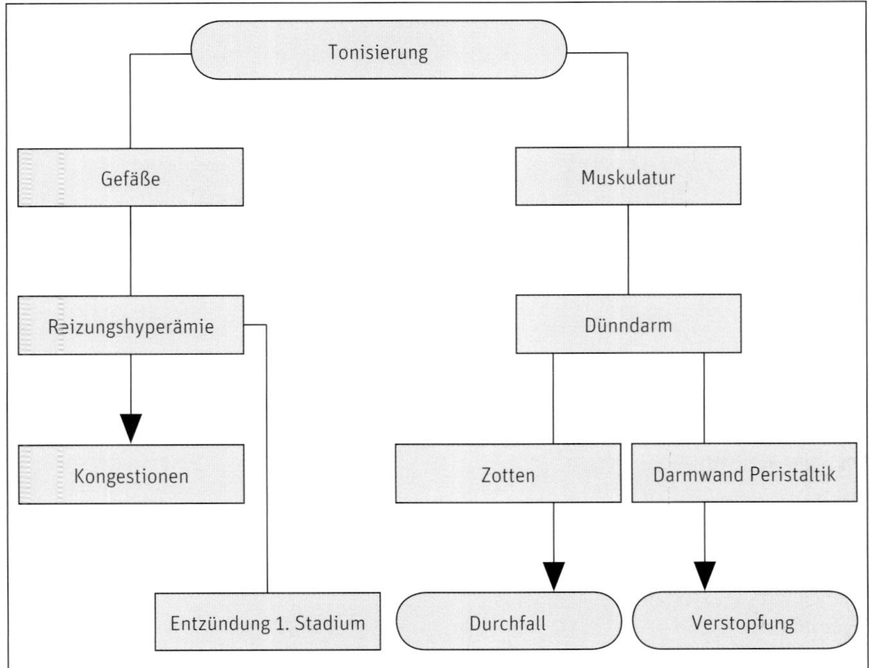

Abb. 8: Charakteristik – Ferrum phosphoricum

Haben die Muskelzellen der Darmzotten Eisenmoleküle verloren, so sind sie funktionsunfähig: Es entsteht Durchfall.

Haben die Muskelzellen der Darmwandung Eisenmoleküle verloren, so verlangsamt sich die peristaltische Bewegung des Darmkanals; demzufolge entsteht Trägheit in der Entleerung der Fäces.

Aus Obigem ergeben sich die Indikationen des Eisens.

Gibt man den durch Eisenverlust erschlafften Muskelzellen neuen Ersatz, so stellt sich das normale Spannungsverhältnis wieder her: Die Ringfasern der Gefäße verkürzen sich auf das richtige Maß, das Lumen der Gefäße wird wieder ein normales, und die Hyperämie wird beseitigt, das Entzündungsfieber hört demzufolge auf.

Das Eisen heilt:

1. das erste Stadium aller Entzündungen, solange noch kein Exsudat vorhanden ist.
   Akute Magenentzündung, erstes Stadium des akuten Gelenkrheumatismus; ferner entzündliche Ohrenschmerzen, Rachenentzündung ohne Exsudat, Zungenentzündung, akute Konjunktivitis ohne Eiterung oder Schleimabsonderung.

2. Schmerzen, die durch Hyperämie bedingt sind;
   kongestive und entzündliche Zahn- und Gesichtsschmerzen, die durch Kälte gebessert werden, Heiserkeit infolge Überanstrengung der Stimmorgane.

3. Blutungen, frische Wunden, Quetschungen, Verstauchungen und andere Folgen mechanischer Verletzungen, indem es die Hyperämie beseitigt.

4. Schwäche des Blasenschließmuskels; habituelle Stuhlverstopfung, bedingt durch Atonie der Darmmuskelfasern.

Die dem Eisen entsprechenden Schmerzen werden durch Bewegung vermehrt, durch Kälte gebessert.

Wenn Ferrum in **großen** Gaben bei Prüfungspersonen Hyperämie hervorgebracht hat, so ist dies dadurch bewerkstelligt worden, dass infolge des zu starken Reizes, welchen die große Gabe auf die Ringfasern ausübte, eine Erschlaffung derselben entstand.

Eine **kleine** Gabe Ferrum muss die durch einen andersartigen Reiz erschlafften Muskelfasern in die normalen Spannungsverhältnisse zurückführen können.

Dass ich zu solchem Zwecke Ferrum phosphoricum statt eines anderen Eisensalzes wählte, geschieht darum, weil ersteres ein Baumaterial und natürliches Funktionsmittel des Muskelgewebes ist.

In den Muskelzellen kommt das Eisen als Phosphat vor; daher ist Ferrum phosphoricum therapeutisch anzuwenden.

Die nachfolgende Einfügung Schüßlers ist seit langem umstritten. Die vielen Erfahrungen mit diesem Mittel gaben ihm andererseits recht, in der Charakteristik des Kalium sulfuricum wird darauf etwas näher eingegangen.

Der Schwefel des in den Blutkörperchen und in anderen Zellen enthaltenen schwefelsauren Kaliums beteiligt sich an der Übertragung des Sauerstoffes auf alle Zellen, welche Eisen und Kalisulfat enthalten.

Nr. 4 Kalium chloratum

Kaliumchlorid (nicht zu verwechseln mit Kalium chloricum, $K\,Cl\,O_3$)

Das Chlorkalium, welches in fast allen Zellen enthalten ist, steht zum Faserstoff in Beziehung. Es entspricht auch dem zweiten Stadium der Entzündungen der serösen Häute, wenn das Exsudat ein plastisches ist.

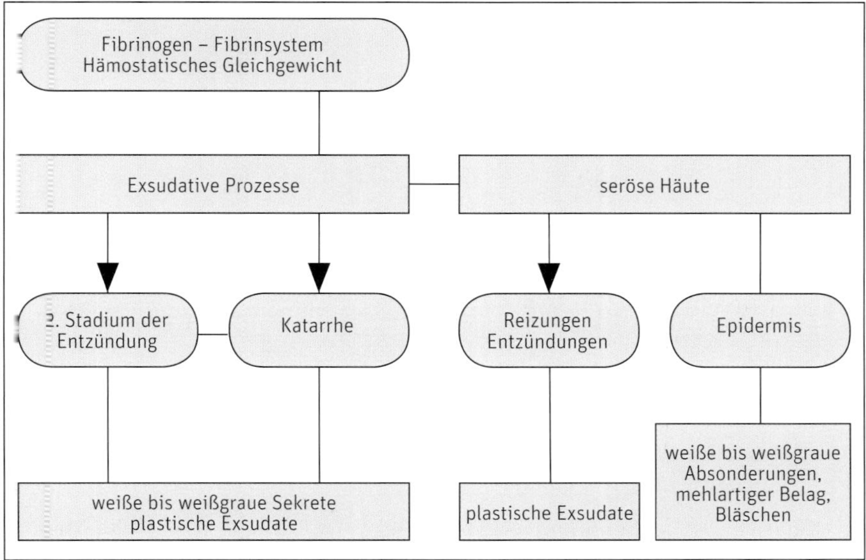

Abb. 9: Charakteristik – Kalium chloratum

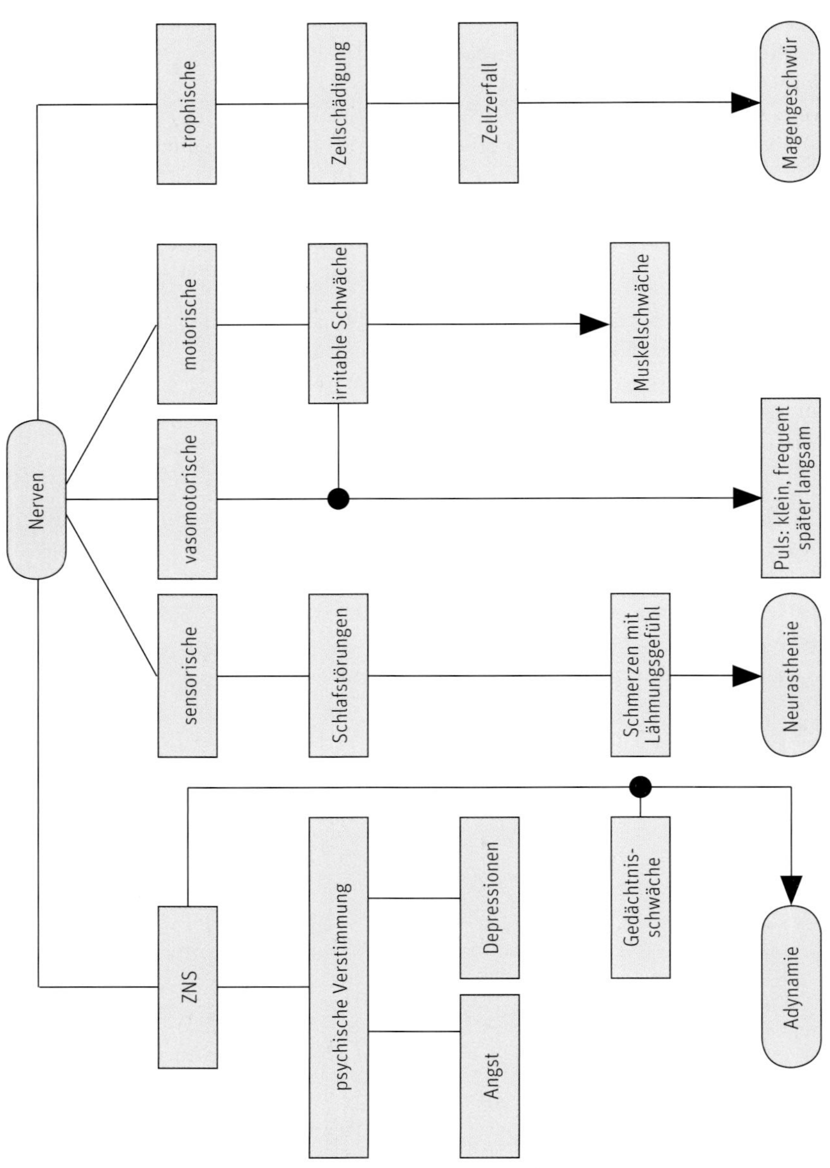

Abb. 10: Charakteristik – Kalium phosphoricum

Wenn Epidermiszellen infolge eines Reizes Chlorkalium-Moleküle verlieren, so tritt Faserstoff als weiße oder weißgraue Masse an die Oberfläche. Vertrocknet bildet er einen mehlartigen Belag. Hat der Reiz das unter der Epidermis befindliche Gewebe getroffen, so treten Faserstoff und Serum aus, wodurch die betreffende Epidermisstelle bläschenförmig emporgewölbt wird. Ähnliche Vorgänge können in und unter Epithelzellen sich vollziehen.

Es löst weiße oder weißgraue Sekrete der Schleimhäute und plastische Exsudate.

Darum ist es das Heilmittel von Katarrhen, wenn die Absonderung wie oben angegeben beschaffen ist.

Speziell sind hier zu nennen: Zweites Stadium der Rippenfellentzündung, des akuten Gelenkrheumatismus, Lymphgefäßentzündung, Gürtelrose, Konjunktivitis mit Blasenbildung, Verbrennungen ersten und zweiten Grades, Mastitis, bevor Eiter sich bildet, Frostbeulen.

Nr. 5 Kalium phosphoricum

saures Monokaliumphosphat – $KH_2 PO_4$

Phosphorsaures Kali ist in den Gehirn-, Nerven-, Muskel- und Blutzellen (Blutkörperchen) sowie im Blutplasma und den übrigen Interzellularflüssigkeiten enthalten.

Das Kali phosphoricum wirkt in großen Gaben herabstimmend auf die Nerventätigkeit und zersetzend auf das Blut (Blutkörperchen).

Wegen letzterer Wirkung hielt Schüßler das Mittel in seiner ersten Veröffentlichung 1873 noch für ein Milzmittel.

Eine Störung in der Bewegung seiner Moleküle hat zur Folge:

1. im Denkzellengebiete:

   so genannte Nervenschwäche, Zaghaftigkeit, Ängstlichkeit, Schreckhaftigkeit, Weinerlichkeit, Agoraphobie *[Platzangst]*, Gedächtnisschwäche und ähnliche Verstimmungen;

2. in den vasomotorischen Nerven:

   Puls zuerst klein und frequent, später Verlangsamung desselben;

3. in den Gefühlsnerven:

   Schmerzen mit Lähmungsgefühl; lähmige Gliederschmerzen;

4. in den motorischen Nerven:

   Muskel- und Nervenschwäche bis zur Lähmung;

5. in den trophischen Fasern des Nervus Sympathikus:

   Verlangsamung der Ernährung bis zum gänzlichen Aufhören derselben in einem beschränkten Zellengebiete, daher Erweichung und Zerfall der betreffenden Zellen.

Alle Befindensveränderungen haben den Charakter der Depression.

Das phosphorsaure Kali heilt Depressionszustände des Gemüts und des Körpers: hypochondrische und hysterische Verstimmungen, Neurasthenie, nervöse Schlaflosigkeit, Krämpfe – bedingt durch so genannte irritable Schwäche;

- ferner Lähmungen, faulige Zustände, Mundfäule, adynamische Zustände; progressive Muskelatrophie; das runde Magengeschwür, weil dieses durch eine Funktionsstörung trophischer Fasern des Sympathikus bedingt ist;
- ferner die Alopecia areata (nicht zu verwechseln mit Herpes tonsurans). Auch der Alopecia areata liegt eine Funktionsstörung trophischer Sympathikusfasern zugrunde;
- nervöse Gesichts-, Zahn- und Kopfschmerzen bei blassen, schwächlichen, reizbaren Personen, welche durch Bewegung und äußere Wärme gelindert werden;
- Blutfleckenkrankheit, stinkende, jauchige Geschwüre, stinkende Durchfälle und ähnliche Krankheitszustände.

Nr. 6 Kalium sulfuricum

Schwefelsaures Kali, welches in Wechselwirkung mit Eisen die Übertragung des eingeatmeten Sauerstoffes auf alle Zellen vermittelt, ist in allen eisenhaltigen Zellen enthalten.

Das schwefelsaure Kali vermittelt den Zutritt von Sauerstoff, und dieser beschleunigt die Bildung neuer Epidermis- und Epithelzellen, durch welche die in ihrem Verbande gelockerten Zellen abgestoßen werden.

Bei einem Manko an schwefelsaurem Kali können, je nach Örtlichkeit und Größe des Defizits, folgende Symptome entstehen:

Gefühl der Schwere und Mattigkeit, Schwindel, Frostigkeit, Herzklopfen, Ängstlichkeit, Traurigkeit, Zahn-, Kopf- und Gliederschmerzen.

Diese Beschwerden verschlimmern sich bei Aufenthalt der betreffenden Personen in geschlossenen Räumen, in der Wärme und gegen Abend; sie bessern sich in freier, kühler Luft.

Es entstehen Abschuppungen von Epidermis- und Epithelzellen, welche in ihrem Verbande sich gelöst haben, weil sie nicht gehörig mit Sauerstoff versorgt wurden. – Die Abschuppung der Epithelzellen hat Katarrhe zur Folge, deren Sekret gelbschleimig ist.

Therapeutisch entspricht das schwefelsaure Kali dem Abschuppungsprozesse, welcher nach dem Ablaufe des Scharlachs, der Masern, der Gesichtsrose et cetera sich vollzieht.

Hautausschläge, deren Entstehungsherd in der Bildungsstätte der Epidermiszellen liegt, Ausschläge mit gelbem, klebrigem Sekrete, gelbschuppige Ausschläge, Epidermisschuppungen *[eventuell]* Schuppenflechte.

Es heilt auch Katarrhe, deren Entstehungsherd die Bildungsstätte der Epithelialzellen ist; Katarrhe des Kehlkopfes, der Luftröhre, der Nasenschleimhaut,

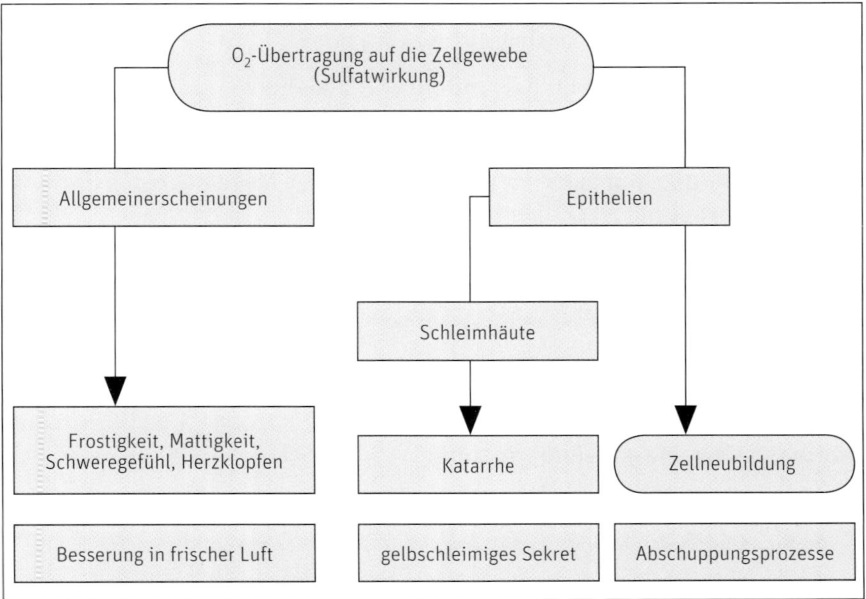

Abb. 11: Charakteristik – Kalium sulfuricum

> Mittelohrkatarrh et cetera, wenn das Sekret die oben erwähnte Beschaffenheit hat, auch einen Magenkatarrh, wenn die Zunge gelblichschleimig belegt ist; ferner Nierenkatarrh.
>
> Bindehautkatarrh mit gelblichem Sekrete. Augenentzündung der Neugeborenen. Katarrh des äußeren Gehörganges mit **dünnem**, gelblichem Sekret, Katarrh der Paukenhöhle und der Eustachischen Röhre.
>
> Um die Indikationen dieses Mittels zu finden, verglich ich die Pathogenesie des Schwefels mit der des Kali carbonicum, und die übereinstimmenden Symptome betrachte ich als diejenigen, welche dem Kali sulphuricum entsprechen.

Kalium sulfuricum ist das Mittel, das wegen des von Schüßler vorgelegten Erklärungsversuches seiner Wirkungsweise auf den stärksten Widerspruch stieß. Dabei sind seine Ausführungen dazu sehr vorsichtig und offensichtlich von der Empirie geprägt. Er spricht nur von »Wechselwirkung« sowie »Vermittlung« des Zutritts von Sauerstoff. Außerdem gibt er an, dass dadurch »die Bildung neuer Epidermis- und Epithelzellen beschleunigt« wird, die dann imstande sind, Krankhaftes abzustoßen. Mehr konnte er nach dem damaligen Kenntnisstand nicht vorbringen. Das umfangreiche Wirkungsbild der Sulfate reicht, wie wir heute wissen, von den Entgiftungsprozessen über Beteiligung an der Energiebildung bis eben zur Begünstigung und Steigerung oxidativer Vorgänge (im Tierversuch: Leber, Nieren, Nebennieren, Milz, Pankreas und Hoden).

Die vielfach bestätigte, empirisch gewonnene Modalität: Besserung in frischer, kühler Luft, lässt vermuten, dass das Mittel in Beziehung zum physikalischen Verhalten des Surfactant zu setzen ist. Das ist jedoch nur eine Vermutung des Verfassers, die aber durch die vorgenannte auffällige Modalität einer gewissen Wahrscheinlichkeit nicht entbehrt.

Kurioserweise hatte die schüßlersche Interpretation zur Folge, dass Kalium sulfuricum jahrzehntelang das am wenigsten verordnete Mittel war.

Fiat experimentum!

Nr. 7 Magnesium phosphoricum
zweibasisches Magnesiumphosphat

> Phosphorsaure Magnesia ist in den Blutkörperchen, in den Muskeln, im Gehirn und Rückenmark, in den Nerven, Knochen und Zähnen enthalten.
>
> Ich habe die Magnesia phosphorica gewählt, weil das Nervengewebe von allen Magnesiumsalzen nur die phosphorsaure Magnesia enthält. Ich muss-

te also die schwefelsaure und die salzsaure Magnesia ausschließen, wenn ich ein Nervenmittel haben wollte. Die phosphorsaure Magnesia ist aber nicht alleiniges Nervenmittel.[17]

Wenn die Bewegung ihrer Moleküle in den Nerven eine Störung erleidet, so entstehen Schmerzen respektive Krämpfe, auch Lähmungen.

Die betreffenden Schmerzen sind gewöhnlich blitzartig, schießend oder bohrend, oft mit dem Gefühl des Zusammenschnürens verbunden, oder wechselnd; sie sind manchmal wandernd, durch leise Berührung verschlimmert.

Sie heilt Krämpfe verschiedener Art: Stimmritzenkrampf, Schlucksen, Krampfhusten, Kinnbackenkrampf, Wadenkrampf, krampfhafte Harnverhaltung et cetera;

ferner Magenkrampf, Bauchschmerz, gewöhnlich von der Nabelgegend ausstrahlend, durch heiße Getränke, durch Zusammenkrümmen, durch Druck mit der Hand auf den Bauch erleichtert, manchmal begleitet von wässerigem Durchfall.

Durch Wärme und Druck werden sie gebessert, durch leise Berührung verschlimmert.

Die phosphorsaure Magnesia heilt Kopf-, Gesichts-, Zahn- und Gliederschmerzen von der oben beschriebenen Art.

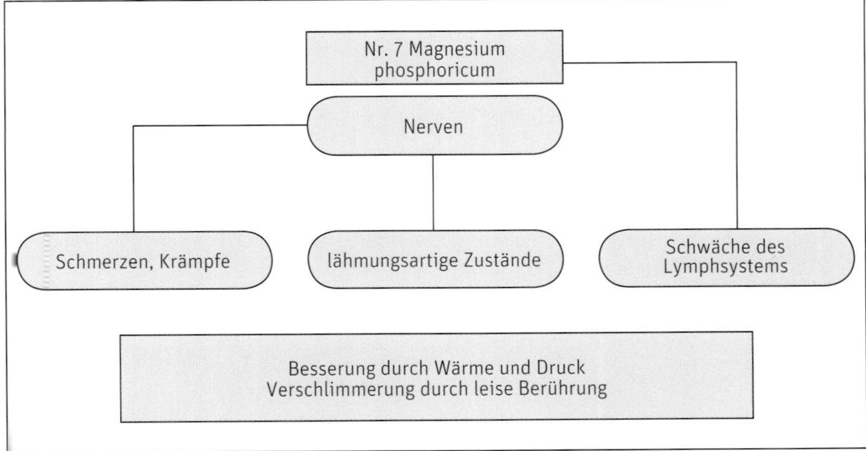

Abb. 12: Charakteristik – Magnesium phosphoricum

Aus der Beschreibung der Skrofulose durch Schüßler:

> Wenn Zellen zu schwach sind, ... so fehlt ihnen Magnesium phosphoricum ... Durch therapeutische Zufuhr minimaler Quantitäten dieses Salzes werden die betreffenden Zellen in integrum restituiert ...

Nr. 8 Natrium chloratum (Natrium muriaticum)

Na Cl

Das Wasser, welches als Getränk und mittels der Speisen in das Verdauungsrohr eingeführt wird, tritt durch die Epithelzellen der Schleimhaut in das Blut, und zwar durch Vermittelung des in den genannten Zellen und im Blute enthaltenen Kochsalzes, welches bekanntlich die Eigenschaft hat, Wasser anzuziehen.

Das Wasser hat die Bestimmung, alle Gewebe respektive Zellen zu durchfeuchten.

Jede Zelle enthält Natrium. Mit diesem verbindet sich naszierendes *[freiwerdendes – entstehendes]* Chlor, welches vom Chlornatrium der Interzellularflüssigkeiten abgespalten worden ist.

Das in der Zelle durch die erwähnte Verbindung entstandene Chlornatrium zieht Wasser an. Demzufolge vergrößert sich die Zelle und teilt sich.

Nur auf solche Weise können Zellenteilungen zum Zwecke der Zellenvermehrung sich vollziehen.

Bildet sich in den Zellen kein Kochsalz, so verbleibt das für sie bestimmte Durchfeuchtungswasser in den Interzellularflüssigkeiten. Demzufolge entsteht eine Hydrämie.

Die betreffenden Kranken haben ein wässerig gedunsenes Gesicht; sie sind matt und schläfrig und zum Weinen geneigt. Sie sind frostig, leiden an Kälte der Extremitäten und verspüren ein Kältegefühl längs des Rückgrats.

Dabei haben sie ein großes Verlangen nach Salzgenuss. (Die kochsalzarmen Zellen schreien nach Kochsalz.)

Das Kochsalz, welches sie in verhältnismäßig großen Mengen genießen, heilt ihre Krankheit nicht, weil die Zellen Kochsalz nur in sehr verdünnter Lösung aufnehmen können.

In den Interzellular-Flüssigkeiten vorhandener Kochsalzüberschuss kann bewirken, dass die betreffenden Kranken häufig einen salzigen Geschmack

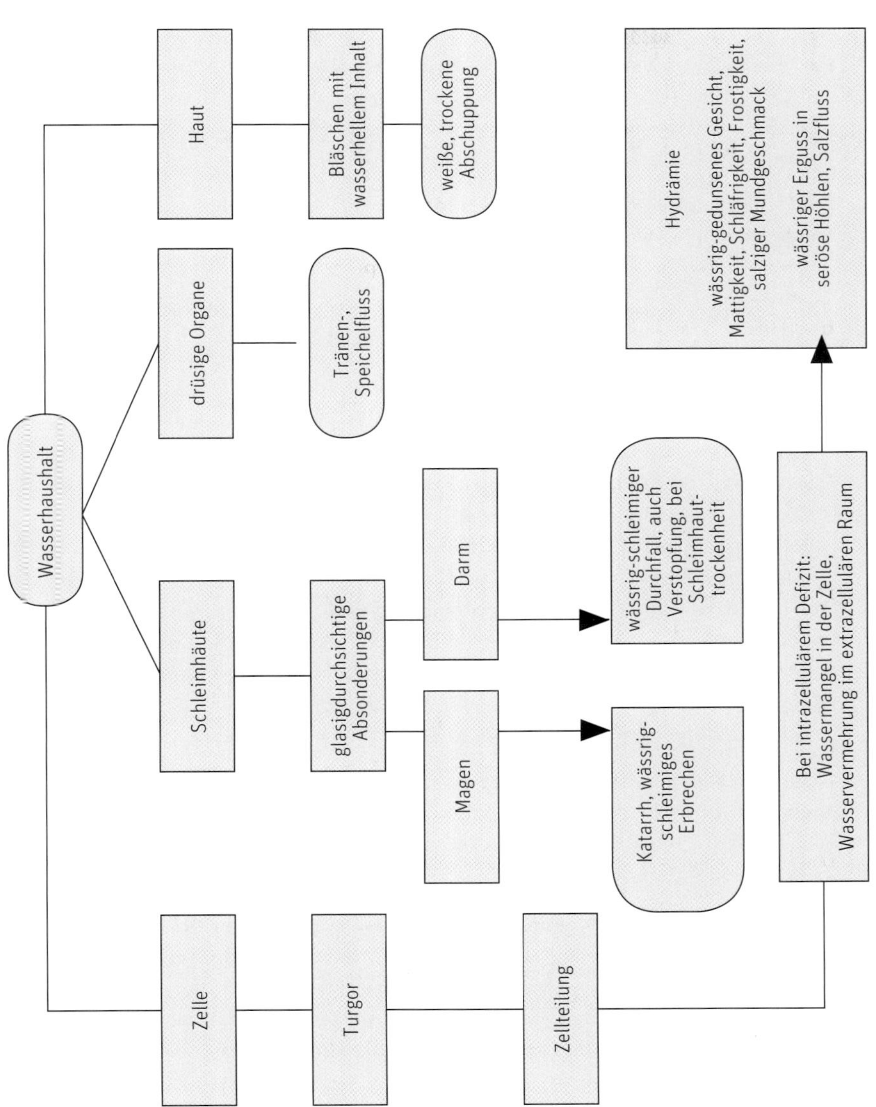

Abb. 13: Charakteristik – Natrium chloratum

empfinden (Reizung des Nervus glosso-pharyngeus und des Nervus lingualis) und dass pathologische Sekrete der Schleimhäute oder wunder Hautstellen ätzend sind (Salzfluss).

Das in den gesunden Epithelzellen der serösen Häute funktionierende Kochsalz regelt den Durchtritt von Wasser aus dem arteriellen Blute in die serösen Höhlen. Eine Funktionsstörung der betreffenden Kochsalz-Moleküle hat einen Erguss von Wasser in diese Säcke zur Folge.

Wird die genannte Störung mittels minimaler Kochsalz-Gaben therapeutisch ausgeglichen, so werden dadurch die Zellen befähigt, das ergossene Wasser zu resorbieren.

Eine Störung in der Bewegung der Kochsalz-Moleküle des Epitheliums der Tränen- oder der Speicheldrüsen hat Tränen- respektive Speichelfluss zur Folge.

Ist ein Reiz, welcher einen Dentalzweig des Trigeminus getroffen hat, durch Vermittelung sekretorischer Fasern des Sympathikus auf die Epithelzellen der Speicheldrüsen übertragen worden – mit der Wirkung, dass in den genannten Zellen die Funktion der Kochsalzmoleküle gestört ist –, so entsteht ein Zahnschmerz mit Speichelfluss. Die Epithelzellen der Schleimhaut des Darmrohres vermitteln vermöge ihres Kochsalzes den Eintritt des als Getränk genossenen Wassers in das Blut der Pfortaderzweige. Eine Störung ihrer Funktion durch einen fremdartigen Reiz hat eine umgekehrte Strömung zur Folge. Es tritt Blutwasser in das Darmrohr, demzufolge entsteht ein wässeriger Durchfall. Hat der Reiz auch die Schleimzellen des Darms getroffen, so entsteht ein wässerig-schleimiger Durchfall *[siehe auch Ergänzungen bei Natrium sulfuricum]*.

Das Mucin der Schleimzellen tritt als glasiger, durchsichtiger Schleim an die Oberfläche. Haben die Schleimzellen zu wenig Kochsalz und zu wenig Mucin, so ist die naturgemäße Schleimabsonderung unter die Norm herabgestimmt.

Von dem in den Epithelzellen der Magendrüsen enthaltenen Kochsalz wird durch die Massenwirkung der im Blute enthaltenen Kohlensäure Chlor abgespalten; das freigewordene Natron verbindet sich mit der Kohlensäure, und diese Verbindung gelangt ins Blut, während das abgespaltene Chlor, mit Wasserstoff verbunden und in Wasser gelöst, als Salzsäure in den Magen gelangt.

Wenn bei Mangel an Kochsalz in den Epithelzellen der Magendrüsen keine Salzsäure sich bildet, so vermehrt sich der von dem Oberflächen-Epithel der Magenschleimhaut abgesonderte alkalische Schleim: Es entsteht ein Magenkatarrh, eventuell mit Schleimerbrechen, dabei gleichzeitig Stuhlverstopfung, wegen verminderter Schleimabsonderung im Dickdarm.

Infolge einer bedeutenden Störung der Kochsalz-Funktion kann *[Wasser]* in den Magen transsudieren; es entsteht Wasserbrechen (Wasserkolik).

Akute Katarrhe der Nasen- und Luftröhrenschleimhaut, welche bei feuchter Witterung auftreten, sind durchschnittlich so geartet, dass sie durch Natrium chloratum rasch geheilt werden können.

Weiterhin: Katarrh der Paukenhöhle und der Eustachischen Röhre – hier konkurriert das Natrium muriaticum mit Kalium sulphuricum –, Fließschnupfen mit wässrigem, hell schleimigem Sekret, Schleimhusten, Blasenkatarrh; Zahnschmerzen mit Speichelfluss, Kopfschmerzen mit Erbrechen oder Herauswürgen von durchsichtigem Schleim.

Hat eine Partie Zellen, die unter der Epidermis sich befinden, kein Kochsalz, so können sie das für sie bestimmte Wasser nicht aufnehmen; dasselbe wölbt die Epidermis bläschenförmig empor. Der Inhalt der Bläschen ist wasserhell. Weißschuppige Hautausschläge, weiße Schuppen auf dem Kopfe (gelbe Schuppen beseitigt Kalium sulphuricum), wenn die Absonderung hellschleimig, durchsichtig, der gekochten Stärke ähnlich ist.

Ähnliche Bläschen wie auf der Haut können infolge einer ähnlichen Ursache auf der Augenbindehaut entstehen; ebenso Konjunktivitis mit weiß-schleimigem Sekret, periodisch auftretende Augenschmerzen mit Tränenfluss und Röte der Bindehaut.

Ist die Zunge an den Rändern mit kleinblasigem Speichelschleim bedeckt, so ist dies ein Symptom, welches, namentlich bei Gastrizismus, die Wahl auf Natrium muriaticum lenkt.

Am Natrium chloratum scheiden sich gewöhnlich die Geister. Biochemiker wie Homöopathen werden auf diese Mittel nicht verzichten wollen, ungeachtet der Tatsache, dass dieses Salz täglich in weit größerer Menge aufgenommen wird, als die Arzneigabe enthält. Man darf sicher sein, dass die Verordner genau wissen, was sie tun.

In diesem Konflikt der Meinungen kann der Verfasser dem Leser leider nicht helfen.

Nr. 9 Natrium phosphoricum
sekundär-alkalisches Dinatriumphosphat, $Na_2 HPO_4$

Phosphorsaures Natron ist in den Blutkörperchen, in den Muskel-, Nerven- und Gehirnzellen sowie in den Interzellularflüssigkeiten enthalten.

Durch die Gegenwart des phosphorsauren Natriums wird Milchsäure in Kohlensäure und Wasser zerlegt. Genanntes Salz besitzt die Fähigkeit, Kohlensäure zu binden, und zwar nimmt es auf je einen Bauteil Phosphorsäure, die es enthält, zwei Bauteile Kohlensäure auf. Hat es die Kohlensäure gebunden, so führt es dieselbe den Lungen zu. Der in die Lungen einströmende Sauerstoff befreit die nur locker an das phosphorsaure Natrium gebundene Kohlensäure; die letztere wird ausgeatmet und gegen Sauerstoff ausgetauscht, welcher von dem Eisen der Blutkörperchen aufgenommen wird.

Das phosphorsaure Natron ist das Heilmittel derjenigen Krankheiten, welche durch einen Überschuss an Milchsäure bedingt sind.

Es entspricht demnach Krankheiten kleiner Kinder, welche, nachdem sie mit Milch und Zucker überfüttert wurden, an überschüssiger Säure leiden. Die betreffenden Symptome sind: saures Aufstoßen, Erbrechen saurer, käsiger Massen; gelblich-grünliche Durchfälle, Leibschmerzen, Säurekrämpfe.

Durch zwei Faktoren, die Blutwärme und das phosphorsaure Natron, ist die Harnsäure im Blute gelöst. Wenn in den Gelenken oder in der Nähe derselben die Harnsäure aus ihrer Lösung wegen eines Mankos an genanntem Salze gefällt wird oder sich mit der Basis des kohlensauren Natron zu harnsaurem Natrium – welches unlöslich ist – verbindet, so entstehen Podagra respektive akuter Gelenkrheumatismus.

Während eines akuten Podagra-Anfalles ist die Harnsäureausscheidung im Urin um so viel vermindert, als davon an den erkrankten Stellen zurückgehalten wird.

Das phosphorsaure Natron dient auch zur Verseifung von Fettsäuren; Natrium phosphoricum, welches der Leukozytose entspricht, heilt die einfache scrophulöse Augenentzündung und Lymphdrüsengeschwülste, die nicht verhärtet sind.

Auch in der Erstveröffentlichung von 1873 bezeichnet Schüßler das Natrium phosphoricum ausdrücklich als Lymphmittel. Im gleichen Sinne wird es bei der Indikation »Skrofulose und Tuberkulose« behandelt.

Schüßler hat wegen der therapeutischen Angaben, die er zum Natrium phosphoricum gemacht hat, viele unsachliche Anwürfe seitens der homöopathischen Ärzte einstecken müssen, denn in den homöopathischen Prüfungsbildern von Natrium carbonicum und Phosphorus finden sich häufig Übereinstimmungen mit Natrium phosphoricum.

Auch in die allerneuesten Veröffentlichungen wurden die alten Argumente kritiklos übernommen. Darin wird die Überzeugung zum Ausdruck gebracht, dass Schüßler allein durch Vergleich der genannten homöopathischen Mittelbilder zu seinen Indikationen gekommen wäre. Als Beweis wird vorgebracht, dass bei der Arzneimittelprüfung von Farrington (Allgemeine homöopathische Zeitung, Bd. 94) keine Symptome hervorgebracht wurden, die sich auf die Säuresituation und das Lymphsystem beziehen. Diese Prüfung wurde, nach Otto Leeser, an 19 Prüflingen »fast ausschließlich mit Potenzen – darunter sehr hohen« durchgeführt.

Schüßler hat mehrfach versichert, dass homöopathische Arzneimittelprüfungen nicht allein ausreichen, um die Wirkungsweise biochemischer Mittel zu erforschen. Natrium phosphoricum ist ein klassisches Beispiel dafür.

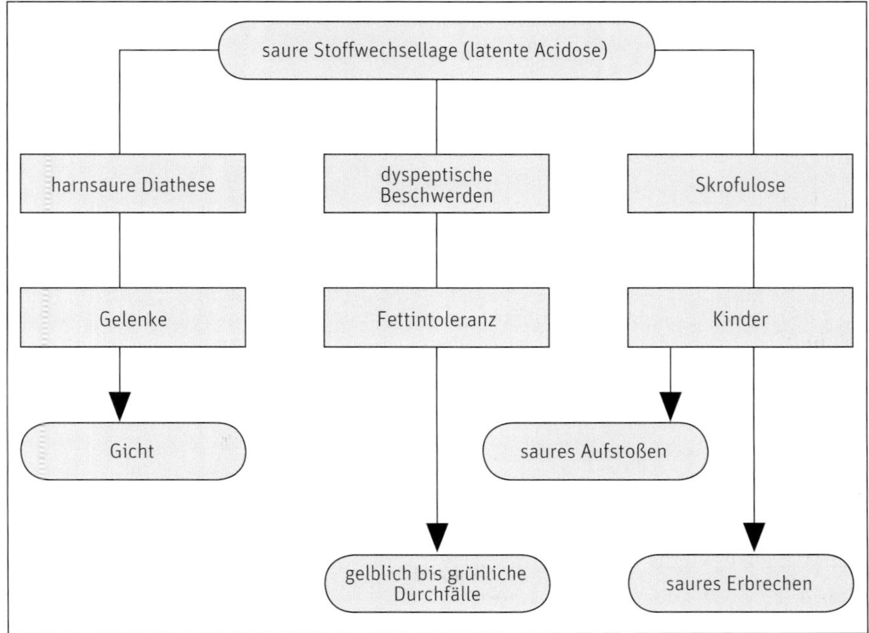

Abb. 14: Charakteristik – Natrium phosphoricum

Schüßler hatte ein homöopathisches Mittelbild gar nicht nötig. Schon 1840 schrieb Dr. Joseph Friedrich Sobernheim in seinem »Handbuch der praktischen Arzneimittellehre« sehr ausführlich über Wirkung und Anwendung des Natrium phosphoricum. Bestimmt war er nicht der einzige Autor. In dieser Beschreibung ist alles enthalten, was in der Charakteristik ausgeführt wird, von der sauren Stoffwechsellage über die lösende und digestive Wirkung bis zur Anwendung bei der erethischen Skrofulose und Tuberkulose.

Den Ärzten der Zeit Schüßlers war das Mittel offensichtlich gut bekannt. Er hat in der knappen Art, seine Charakteristiken zu verfassen, nicht einmal alles, was über das Mittel bekannt war, niedergeschrieben.

Seine patho-physiologische Theorie ist obenstehend vollständig aufgeführt. Es muss zugegeben werden, dass sie nicht jedem einleuchten wird. Falsifiziert wurde sie jedoch nach Kenntnis des Verfassers nicht.

Nr. 10 Natrium sulfuricum

Natriumsulfat, Na_2 SO_4 – Glaubersalz

> Die Wirkungen des Natriumsulfates sind denen des Chlornatriums entgegengesetzt. Beide haben zwar die Eigenschaft, Wasser anzuziehen, doch zu entgegengesetzten Zwecken. Das Chlornatrium zieht das Wasser an, welches im Organismus verwertet werden soll; das Natriumsulfat zieht das infolge der rückschreitenden Zellenmetamorphose entstehende Wasser an und bewirkt die Ausscheidung desselben aus dem Organismus.
>
> Das Chlornatrium bewirkt die zur Vermehrung der Zellen erforderliche Teilung derselben; das Natriumsulfat entzieht den ausgedienten Leukozyten Wasser und veranlasst dadurch deren Zerfall.

Schüßler empfiehlt das Mittel an dieser Stelle auch bei Leukämie. Es wurde mehrfach über eine gewisse Hilfe berichtet. Als unschädliches Unterstützungsmittel sollte man bei dieser ernsten Erkrankung seinen Einsatz bedenken.

> Das Natriumsulfat reizt, wie im Folgenden näher angegeben, Epithelzellen und Nerven.
>
> Infolge der durch Natriumsulfat angeregten Tätigkeit der Epithelzellen der Harnkanälchen tritt überschüssiges Wasser mit den darin gelösten respektive suspendierten Produkten des Stoffwechsels in die Nieren, um als Harn durch den Weg der Harnleiter und der Blase den Organismus zu verlassen.

Sulfate werden in den Nieren nicht reabsorbiert.

Werden die sensorischen Nerven der Harnblase nicht durch Natriumsulfat gereizt, so kommt das Bedürfnis, Harn zu lassen, der betreffenden Person nicht zum Bewusstsein; daher erfolgt ein unwillkürlicher Abgang des Harns (Bettnässen).

Werden die motorischen Nerven des Detrusors *[Teil der Blasenstruktur]* nicht gereizt, so entsteht Harnverhaltung.

Indem das Natriumsulfat die Epithelzellen der Gallengänge, der Pankreasgänge und des Darms reizt, bewirkt es die Absonderung der Sekrete der genannten Organe.

Infolge einer unregelmäßigen Einwirkung des Natriumsulfates auf die Epithelzellen und die Nerven des Gallenapparates entsteht eine Verminderung respektive eine Vermehrung der Gallen-Sekretion und -Exkretion *[und hilft bei]* Reizungszustand der die Galle absondernden Leberzellen und die davon abhängigen Beschwerden;

Magenschmerzen, wenn die Zunge gallig belegt *[gelb-grünlich]* oder auch nur stark ausgesprochener Bittergeschmack vorhanden ist.

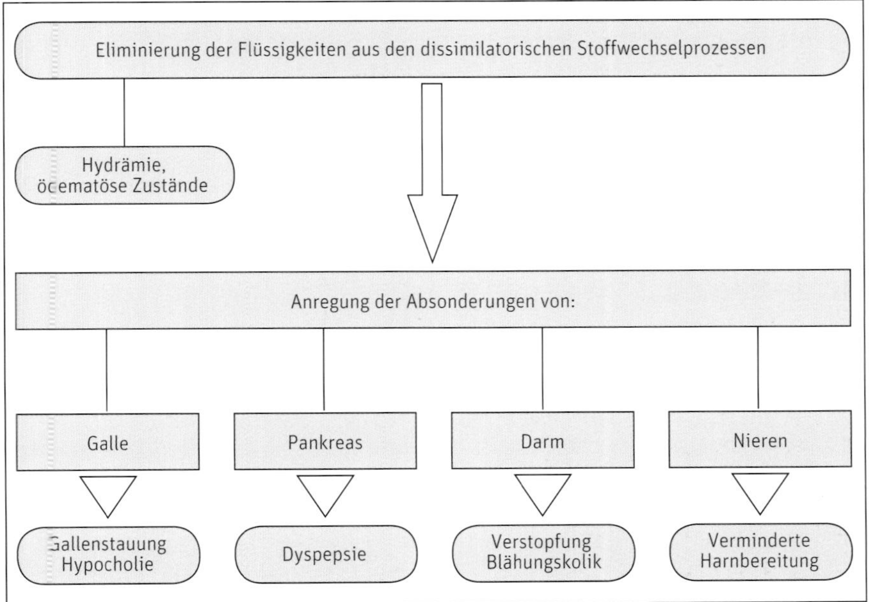

Abb. 15: Charakteristik – Natrium sulfuricum

Werden die motorischen Nerven des Dickdarmes nicht in genügendem Maße vom Natriumsulfate beeinflusst, so entstehen Verstopfung und Blähungskolik.

Wenn infolge einer Störung in der Bewegung der Natriumsulfat-Moleküle die Elimination des überschüssigen Wassers aus den Interzellularräumen zu langsam vonstatten geht, so entsteht eine Hydrämie.

Die Hydrämie respektive die Funktionsstörungen im Gallenabsonderungsapparate sind die Bedingungen für das Entstehen folgender Krankheiten: Gallenfieber, Galleerbrechen, gallige Durchfälle, Ödem, ödematöse Rose *[vermutlich Erysipelas bullosum]*; auf der Haut Bläschen, welche gelbliches Wasser enthalten; nässende Flechten, Ringflechten, sykotische Auswüchse.

Katarrhe mit gelb-grünem oder grünem Sekret et cetera.

Das Befinden der Personen, welche an Hydrämie leiden, verschlimmert sich bei feuchtem Wetter, in der Nähe von Gewässern und in dumpfen, feuchten Kellerwohnungen; es bessert sich unter entgegengesetzten Bedingungen.

Bezüglich der Angaben Schüßlers über die Wirkungsweise des Natrium sulfuricum gilt das schon bei der Besprechung des Natrium chloratum ausgeführte. Seine die Verdauungsorgane beeinflussende und die Ab- und Ausscheidungen anregende Wirkung war allgemein bekannt. Das gleiche gilt für die Wirkung des Mittels »auf das sensible- und irritable Leben« sowie die Reizzustände des Leber-Galle-Systems (Sobernheim).

Schüßler hat reines Glaubersalz auch in lediglich verdünnter Form, wie bereits erwähnt, angewandt. Es gilt noch heute als das beste Durchfallmittel der Biochemie. In der Bevorzugung der homöopathischen Zubereitung offenbart sich seine Vergangenheit als Homöopath.

Nr. 11 Silicea

Kieselsäure, Si O_2

Die Kieselsäure ist ein Bestandteil der Zellen des Bindegewebes, der Epidermis, der Haare und der Nägel … und das Funktionsmittel der Bindegewebszellen *[Fibrozyten]*.

Hat in einer entzündeten Bindegewebs- oder Hautpartie ein Eiterherd sich gebildet, so ist Silicea anwendbar.

Nachdem durch eine Zufuhr von Silicea-Molekülen die durch den Druck des Eiters verminderte Funktionsfähigkeit der Bindegewebszellen in integrum restituiert wurde, sind die letzteren imstande, den Eiter abzustoßen; demzufolge wird der Eiter entweder mittels der Lymphgefäße resorbiert, oder er wird nach außen gedrängt; im letzteren Falle vollzieht sich ein so genannter spontaner Durchbruch des Eiterherdes.

Die Silicea heilt Abszesse und Bindegewebsverhärtungen, Eiterungen und Verhärtungen der Drüsen, Mastitis – wenn Eiter sich bildet, Panaritien, Flechten, Milchschorf, Furunkel, Gerstenkörner, Eiterausfluss aus den Ohren.

Die Silicea kann auch bewirken, dass ein in einem Gewebe befindlicher Bluterguss mittels der Lymphgefäße resorbiert wird.

Wenn die Resorption eines in einem serösen Sacke befindlichen sero-albuminösen Exsudates mittels Calcium phosphoricum nicht bewirkt werden kann, so ist Silicea anwendbar, weil die Verzögerung der Resorption auch durch ein Manko an Silicea in dem subserösen Bindegewebe bedingt sein kann.

Die Silicea heilt auch chronische gichtisch-rheumatische Affektionen, indem sie mit dem Natrium des harnsauren Natriums eine lösliche Verbindung (Natriumsilikat) bildet, welche von den Lymphgefäßen aufgenommen und fortgeführt wird. Aus gleichem Grunde ist sie auch gegen Nierengries anwendbar.

Die Silicea kann auch unterdrückten Fußschweiß wieder hervorrufen und somit ein indirektes Heilmittel der nach Unterdrückung des Fußschweißes entstandenen Krankheiten (zum Beispiel Amblyopie, Katarakt, Lähmungen et cetera) werden.

Diese pathogenetische Auslassung entstammt noch der humoralpathologischen Ära und wurde auch von Hahnemann gebraucht.

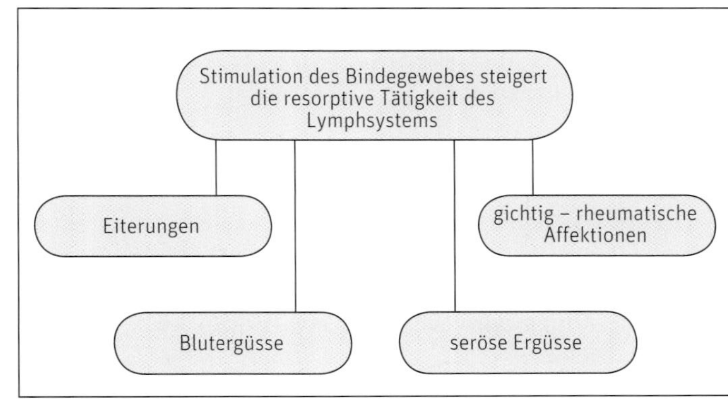

Abb. 16: Charakteristik – Silicea

Wird eine Partie Bindegewebszellen allmählich arm an Silicea-Molekülen, so atrophieren sie. Eine solche Krankheit beobachtet man nicht selten im äußeren Gehörgange alter Leute. Die betreffenden Gehörgänge sind erweitert und trocken.

Silicea ist zusammen mit Calcium fluor und Calcium phosphoricum Heilmittel der Knochen und beschleunigt die Heilung der Knochenbrüche.

Nr. 12 Calcium sulfuricum

Calciumsulfat, Ca SO_4, Gips

Die nachfolgenden Auslassungen Schüßlers charakterisieren die strengen Kriterien, die er an seine Heilmethode anlegt. Nicht alle späteren biochemischen Praktiker folgten seiner Aufforderung, weil sie einerseits auf das Calcium sulfuricum nicht verzichten wollten, andererseits in der von Schüßler empfohlenen Alternative keinen vollwertigen Ersatz sahen. Inzwischen sind die Argumente Schüßlers wissenschaftlich gegenstandslos geworden, und jedermann kann seinen eigenen Standpunkt dazu einnehmen.

In Moleschotts »Physiologie der Nahrungsmittel« ist der schwefelsaure Kalk als Nahrungsstoff aufgeführt. Das betreffende Werk ist im Jahre 1859 erschienen. Seitdem hat manche Anschauung eine Berichtigung erfahren.

In Bunges Lehrbuch der physiologischen und pathologischen Chemie, welches im Jahre 1887 erschienen ist, findet sich der schwefelsaure Kalk nur in Gallenanalysen, und zwar nur in zwei Analysen, in zwei anderen nicht.

In seinem Lehrbuch sagt Bunge vom Schwefel:

»Hauptsächlich in der Form des Eiweißes gelangt er in den Tierkörper und geht dort aus der Spaltung und Oxydation des Eiweißes zum größten Teil wiederum in der höchsten Oxydationsstufe als Schwefelsäure hervor. In dieser Form an Alkalien gebunden, verlässt er den Tierkörper, um den Kreislauf aufs Neue zu beginnen.«

An »Alkalien«, das ist an Kalium und Natrium, also nicht an Erden: Calcium und Magnesium, ist die Schwefelsäure im Organismus gebunden.

Der schwefelsaure Kalk ist zwar gegen manche Krankheiten *[Eiterungsprozesse, Haut- und Schleimhautaffektionen]* mit Erfolg angewendet worden; da er aber, wie aus obigem ersichtlich, nicht in die konstante Zusammensetzung des Organismus eingeht, so muss er von der biochemischen Bildfläche verschwinden.

Statt seiner kommt Natrium phosphoricum respektive Silicea in Betracht.

Für die Freunde des Mittels wird nachstehend ein Auszug von 1874 wiedergegeben.[2]

> Calcium sulphuricum, das Funktionsmittel der Bindegewebsröhren, heilt folgende Krankheiten:
>
> Akuten und chronischen Rheumatismus. Beim akuten Gelenkrheumatismus müssen je nach Umständen Ferrum phosphoricum oder Kalium chloratum vorangeschickt werden.
>
> Rheumatische Zahnschmerzen, rheumatische Ischias, Podagra, Katarrhe mit dickem, klumpigem, eiterähnlichem Sekrete, fibröse Polypen, Balggeschwülste, Abszessbildung, Flechten, verhärtete Drüsen mit oder ohne Eiterung (zu vergleichen – Silicea).
>
> Die differentielle Diagnose ist:
>
> Wenn das Exsudat auf nicht stark geschwelltem Grunde sitzt, so passt Kalium chloratum.
>
> Sind die Weichteile des Rachens stark geschwollen, so gebe ich Calcium sulphuricum.
>
> Die starke Geschwulst deutet auf Mitaffektion der Bindegewebsröhren.
>
> Beseitigt man mittels Calcium sulphuricum die Geschwulst, so schwindet das Exsudat mit.

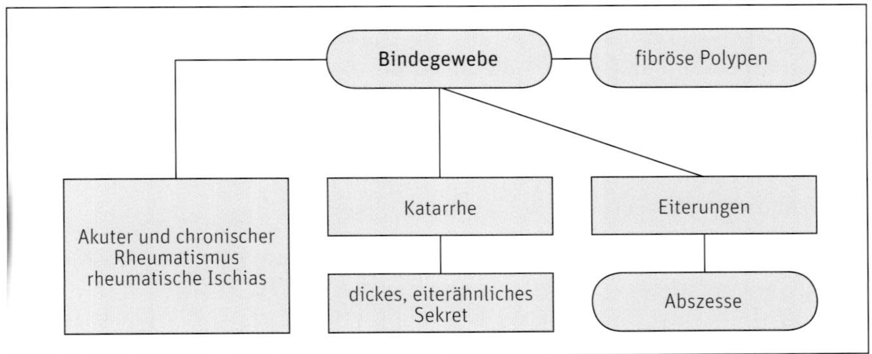

Abb. 17: Charakteristik – Calcium sulfuricum

Nachwort Schüßlers zu den Charakteristiken

Der Autor fasst in diesem Nachwort noch einmal seine These zusammen und setzt sich mit den Heil-Hypothesen seiner Zeit auseinander. Dabei wird in kurzmöglichster Form ein Gesamtbild der zeitgenössischen physiologischen Chemie entworfen. Es ist unübersehbar, dass Schüßler in seiner Darstellung um allgemeinverständliche Formulierungen bemüht ist.

Die im Blute und in den Geweben vertretenen anorganischen Stoffe genügen zur Heilung fast aller Krankheiten, welche überhaupt heilbar sind.

Siechtum, das durch den Missbrauch von Arzneien ... bedingt ist, kann durch minimale Gaben von Zellensalzen geheilt werden.

Die Symptome bestimmen die Wahl der Mittel.

Während ... Arzneikrankheiten mittels Zellensalzen heilbar sind, müssen selbstverständlich akute ... Vergiftungen nach den bekannten Grundsätzen behandelt werden.

Enthält der menschliche Organismus organische Nährstoffe: Eiweiß, Fett und Kohlehydrate, nebst den ihnen gebührenden anorganischen Zellensalzen in genügenden Quantitäten an den richtigen Stellen, so müssen durch den Einfluss des Sauerstoffes und infolge von Spaltungen und Synthesen alle notwendigen organischen Verbindungen entstehen, und das betreffende Individuum muss sich demnach im Zustande der Gesundheit befinden.

Synthesen, welche man früher als ein ausschließliches Privilegium der Pflanzen betrachtete, vollziehen sich auch im menschlichen und tierischen Organismus.

Wenn ein anorganisches Salz im Überschuss im Harn ausgeschieden wird, so ist infolge einer Molekularbewegungsstörung ein Defizit an dem gleichnamigen Salze im unmittelbaren Nährboden eines Zellengebietes vorhanden, und ein homogenes Salz ist als Heilmittel indiziert.

Ein in einem Nährboden enthaltenes Minimum betrifft stets ein Zellensalz, niemals eine organische Substanz; darum sind organische Substanzen als Heilmittel ausgeschlossen.

Zum Aufbau und zur Erhaltung des menschlichen Organismus sind folgende Stoffe erforderlich:
Sauerstoff, Fett, Eiweiß, leimgebende Substanz *[Kollagen]*, Schleimstoff *[Mucoproteide]*, Keratin, Elastin, Hämoglobin, Lecithin, Nuclein, Cholesterin, Wasser und anorganische Salze.

Das Eiweiß bildet den Hauptbestandteil des Blutplasmas und der Lymphe; es ist in den Muskelfasern, den Achsenzylindern der Nervenfasern und im Protoplasmaleib aller Zellen enthalten. Aus leimgebender Substanz besteht das organische Gerüst der Knochen, Knorpel, Bänder und Bindegewebe. Der Schleimstoff ist in den Epithelzellen der Schleimhäute enthalten. Das Keratin ist die organische Grundlage der Epidermis, der Haare und Nägel, das Elastin die der elastischen Fasern.

Die leimgebende Substanz, der Schleimstoff, das Keratin und das Elastin sind Produkte der unter dem Einfluss des Sauerstoffes sich vollziehenden Spaltungen des Eiweißes.

Das Hämoglobin der Blutzellen ist die Verbindung eines Eiweißkörpers mit einem eisenhaltigen Körper, dem Hämatin.

Lecithin und Nuclein entstehen aus Eiweiß, Fett und einem Phosphate infolge einer Umlagerung der Moleküle.

Was außer den obengenannten organischen und anorganischen Baustoffen in den Geweben gefunden wird, das sind Produkte der rückschreitenden Zellmetamorphose und des Zerfalls des Eiweißes; Stoffe, welche durch die Tätigkeit der Zellen eliminiert werden müssen.

Zu den Produkten der rückschreitenden Zellmetamorphose gehören, wie bereits gesagt, Keratin, Keratinin et cetera, zu den Produkten des Zerfalls der Eiweißstoffe gehören Tyrosin, Leucin et cetera.

Die Eiweißstoffe und die Fette sind Ersatzmittel und Kraftquellen; Sauerstoff, Kohlehydrate und Leim *[Glutin]* (nicht zu verwechseln mit leimgebender Substanz) sind Kraftquellen.

Die anorganischen Salze sind Ersatzmittel und Regulatoren der Funktionen.

Ausgleichung von Funktionsstörungen ist mit Wiederherstellung der Gesundheit gleichbedeutend. Dieser Zweck wird auf biochemischem Wege nur durch anorganische Salze erreicht.

Das Ende dieses Kapitels möge der 3. Hauptsatz des vitalen Energieumsatzes von Professor Hans Adalbert Schweigart bilden – zitiert nach Werner Dittschlag 1967:

»Der Energieumsatz im Leben kann nur durch das Zusammenwirken organischer und anorganischer Vitalstoffe zustande kommen, wobei die anorganischen im Wege amphoterer Reaktionen der Proteine in die Zellen oder von Zelle zu Zelle transportiert werden.«

Praktische biochemische Therapie

Das Fieber

Das Fieber hat den Zweck, die Ausscheidung der Erreger und der Produkte der Krankheit zu bewirken.

Während des Fiebers ist der Stoffwechsel der Gewebe vermehrt. Mittels der aus der rückschreitenden Umwandlung der Zellen hervorgehenden Trümmer (Schlacken) gelangen die Erreger und die Produkte der Krankheit aus den Geweben in die Ausscheidungswege.

Auf solche Weise kann eine Naturheilung sich vollziehen. Sie erfolgt aber nicht in allen Fällen; deshalb sind therapeutische Hilfen zweckmäßig.

Wer aber ein Fieber herabdrückt, verzögert dadurch den Stoffwechsel und demzufolge die Heilung.

Was die biochemische Behandlung des Fiebers betrifft, so entspricht dem Entzündungsfieber Ferrum phosphoricum, weil dieses die Reizungshyperämie heilt, durch welche das Entzündungsfieber bedingt ist (siehe die Charakteristik der Eisen-Wirkungen).

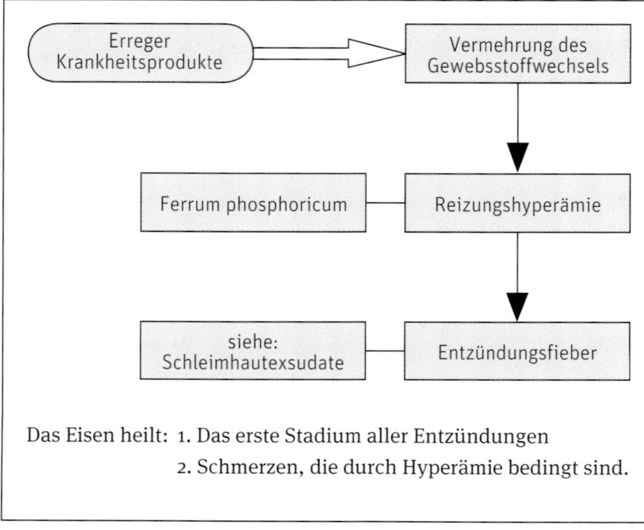

Abb. 18: Biochemische Therapie – Fieber

Das Fieber, welches den akuten Gelenkrheumatismus begleitet, vermindert sich in dem Maße, wie die genannten Krankheiten unter dem Einfluss von Kalium phosphoricum, Natrium phosphoricum et cetera in Heilung übergehen.

Typhöse, adynamische Symptome

Wenn bei einer akuten, von Fieber begleiteten Krankheit Sopor, Zungentrockenheit, wässriges Erbrechen et cetera sich einstellen, so nützt Natrium chloratum.

Bei braunem Belag der Zähne, aashaft stinkenden Entleerungen, septischen Blutungen passt Kalium phosphoricum.

Influenza *[grippoider Infekt]*

Das Heilmittel der Influenza ist Natrium sulfuricum. Die mittels Natrium sulfuricum von mir behandelten Influenza-Fälle blieben ohne Nachkrankheiten.

[Natrium sulfuricum in hohen Dosen eingenommen (stündlich 10 Tabletten in heißem Wasser gelöst) bewirken einen baldigen Schweißausbruch, der die Krankheit unter Umständen rasch beendet. Ansonsten gilt das unter »Fieber« ausgeführte.]

Anginen

Katarrhalische Entzündung der Schleimhaut, welche den beweglichen Gaumen, die Mandeln und den Schlund bedeckt.

Wenn Röte und heftiger Schmerz vorhanden: Ferrum phosphoricum.

Der am häufigsten vorkommenden so genannten katarrhalischen Form mit geringer Geschwulst und einem grauweißen Exsudat entspricht Kalium chloratum.

Der Angina tonsillaris entspricht Natrium phosphoricum, der chronischen Mandelgeschwulst Magnesium phosphoricum.

Mandelgeschwulst mit gelbem Belag: Natrium phosphoricum (siehe auch unter »Fieber«).

Krupp – Krupphusten

Pseudomembranöse Entzündung

Dem falschen Krupp entspricht Kalium chloratum.

[Gegen den echten Krupp (Diphtherie) empfahl Schüßler Calcium phosphoricum. Die Behandlung mit diesem Mittel ist nicht mehr zeitgemäß.]

Sonstige Erkrankungen der Mundhöhle

Wenn weißes Exsudat: Kalium chloratum.

Wenn goldgelb: Natrium phosphoricum.

Wenn durchsichtiger, blasiger Schleim: Natrium chloratum.

Entzündung des Zäpfchens: Natrium chloratum.

Zahnfleisch:
Ist das Zahnfleisch blass, so passt vorzugsweise Calcium phosphoricum; hat es einen hellroten Saum, so ist Kalium phosphoricum indiziert. Letzteres passt auch bei Zahnfleischblutungen.

Mundfäule und Scorbut: Kalium phosphoricum.

Aphthen und Soor:
wenn weiß oder weißgrau, Kalium chloratum; wenn gelb, Natrium phosphoricum; wenn ein hellroter Rand vorhanden: Kalium phosphoricum.

Entzündung der Zunge:
Ist die Zunge stark geschwollen und dunkelrot: Ferrum phosphoricum. Tritt Eiterung ein: Silicea. Gegen Verhärtungen: Calcium fluoratum.

Der Zungenbelag

Der wahlbestimmende Einfluss des Zungenbelags erstreckt sich nicht auf die Affektionen aller Gewebsgebiete. Er ist aber in den Fällen zu berücksichtigen, auf die ich in dieser Schrift hingewiesen habe.

Wenn jemand, der an einem chronischen Magenkatarrh leidet, dazu noch eine andere (akute) Krankheit erwirbt, so wird sein Zungenbelag nicht immer die Beschaffenheit haben, welche dem gegen die akute Krankheit anzuwendenden Mittel entspricht.

Spricht sich eine vorzugsweise chronische Krankheit durch unbestimmte Symptome aus, dann kann in den allermeisten Fällen der Zungenbelag zur Wahl des richtigen Mittels führen.

Zunge rein und feucht: Natrium chloratum.

Bei schleimiger Schicht und an den Zungenrändern kleinblasiger Speichelschleim: Natrium chloratum.

Bei weißer, nicht schleimiger Schicht passt Kalium chloratum.

Belag goldgelb und feucht: Natrium phosphoricum.

Zunge gelbschleimig belegt:Kalium sulfuricum.

Zunge schmutzig, bräunlich-grün belegt, dabei bitterer Mundgeschmack: Natrium sulfuricum.

Zunge wie mit flüssigem Senf überstrichen, dabei übelriechender Mundgeruch: Kalium phosphoricum.

Entzündung der serösen Häute Meningitis, Pleuritis, Perikarditis, Endokarditis, Peritonitis.

Dem ersten Stadium entspricht: Ferrum phosphoricum.

Dem zweiten Stadium entspricht: Kalium chloratum.

Für das Weitere siehe »Exsudate«.

Vorbehaltlich moderner, antibiotischer Behandlung; die Biochemie ist bestenfalls als unterstützende Behandlung gerechtfertigt.

Systemerkrankungen *[Systemerkrankungen der Haut und Schleimhäute werden in der Biochemie nach ihren sichtbaren Erscheinungen diagnostiziert und behandelt, ungeachtet des Ortes und Krankheitsnamens.]*

Exsudate und Transsudate

Austritt von Faserstoff *[Fibrin]*: Kalium chloratum.

Austritt von Eiweiß *[dem Weißei ähnlich]*: Calcium phosphoricum.

Austritt von hellem Wasser *[wässriges Exsudat]*: Natrium chloratum.

Austritt von gelblichem Wasser: Natrium sulfuricum.

Austritt von *[dünnflüssigem]* Schleim: Natrium chloratum.

Wird das Exsudat schmierig, stinkend: Kalium phosphoricum.

Wird ein Schleim-Exsudat gelblich (gelb-schleimig), so passt Kalium sulfuricum.

Schleimhauterkrankungen Bei der Mittel-Wahl sind die Konsistenz und die Farbe des Sekretes maßgebend.

Absonderung fibrinös: Kalium chloratum.

Absonderung albuminös: Calcium phosphoricum.

Absonderung goldgelb: Natrium phosphoricum.

Absonderung gelb-schleimig: Kalium sulfuricum.

Absonderung grün: Natrium sulfuricum.

Absonderung hell, durchsichtig: Natrium chloratum.

Absonderung eitrig: Natrium phosphoricum, Silicea.

Absonderung sehr stinkend: Kalium phosphoricum.

Absonderung wundmachend: Natrium chloratum und Kalium phosphoricum *[Natrium sulfuricum]*.

Aufgrund dieser Unterschiede wähle man die Mittel gegen Schleimhusten, Schnupfen, Stirnhöhlenkatarrh und so weiter.

Polyposis

Wenn die leimgebende Substanz, welche die organische Grundlage der Bindegewebszellen ist, phosphorsauren Kalk verliert, so kann eine Lockerung und Wulstung des betreffenden Gewebes entstehen. Ist eine Partie des submucösen Bindegewebes durch Verlust von phosphorsaurem Kalk erkrankt, so bildet sich ein Polyp, dessen Heilmittel phosphorsaurer Kalk *[Calcium phosphoricum]* ist.

Hautkrankheiten

Die gegen Schleimhautkrankheiten empfohlenen Mittel entsprechen auch den Hautkrankheiten: Ekzem, Flechten und so weiter.

Bläschen mit sero-fibrinösem Inhalt: Kalium chloratum.
Bläschen mit albuminösem Inhalt: Calcium phosphoricum.
Bläschen mit wasserhellem Inhalt: Natrium chloratum.
Bläschen mit honiggelbem Inhalt: Natrium phosphoricum.
Bläschen mit gelblich-wässrigem Inhalt: Natrium sulfuricum.
Bläschen mit eitrigem Inhalt: Natrium phosphoricum respektive Silicea.
Bläschen mit blutigem, jauchigem Inhalt: Kalium phosphoricum.
Eiterpusteln auf infiltriertem Grunde: Silicea.

Die nach dem Platzen der Bläschen entstandenen Schüppchen, Schuppen oder Borken erfordern folgende Mittel:

Mehlartiger Belag: Kalium chloratum.
Weiß-gelbliche Krusten: Calcium phosphoricum.
Weiße Schuppen: Natrium chloratum.
Honiggelbe Krusten: Natrium phosphoricum.
Gelbliche Schuppen: Natrium sulfuricum.
Gelbe Eiterkrusten: Silicea.
Stinkende, schmierige Krusten oder Schuppen: Kalium phosphoricum.
Reichliche Epidermis-Abschuppung auf klebrigem Grunde: Kalium sulfuricum.
Harte Borke in den Handflächen mit oder ohne Schrunden: Calcium fluoratum.
Anschwellung der Talgdrüsen: Natrium phosphoricum.
Entzündung und Eiterung derselben: Silicea.

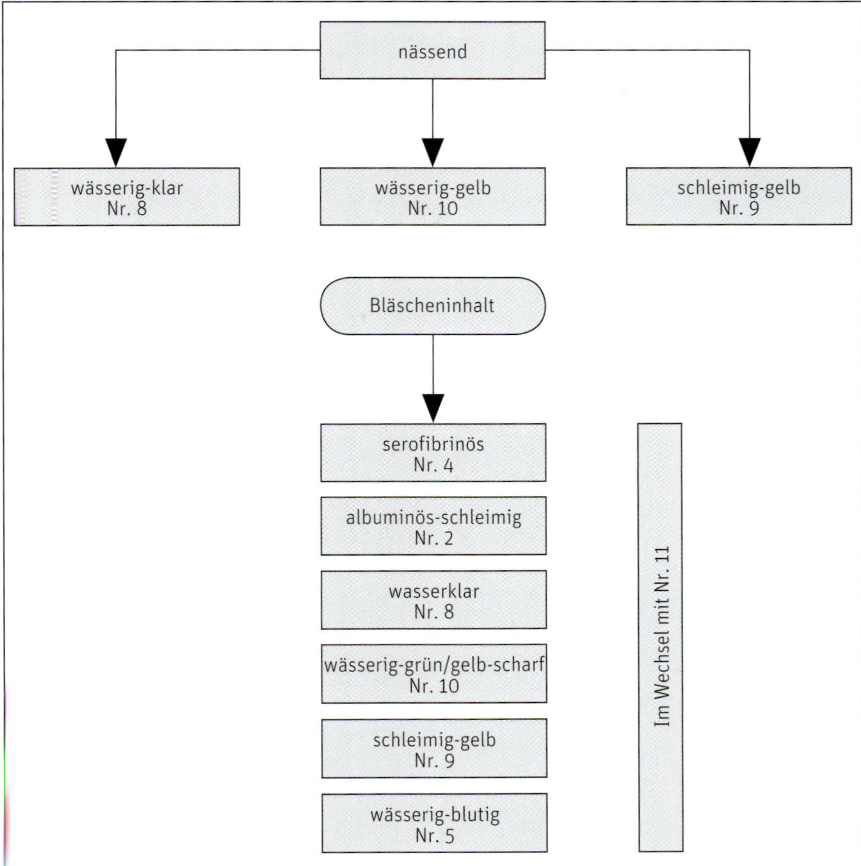

Abb. 19: Biochemische Therapie – Haut

Den nässenden Ausschlägen entsprechen die Natriumsalze nach Maßgabe der oben angegebenen Farbunterschiede der Absonderungen.

Gegen Ausschläge, welche nach dem Impfen sich einstellen, wende man Kalium chloratum respektive Natrium phosphoricum an.

Eine phlegmonöse Entzündung der Haut oder des Unterhautbindegewebes erfordert Natrium phosphoricum.

Bildet sich ein Eiterherd, so ist Silicea anzuwenden, welches in einigen Fällen die Resorption des Eiters, in den meisten Fällen

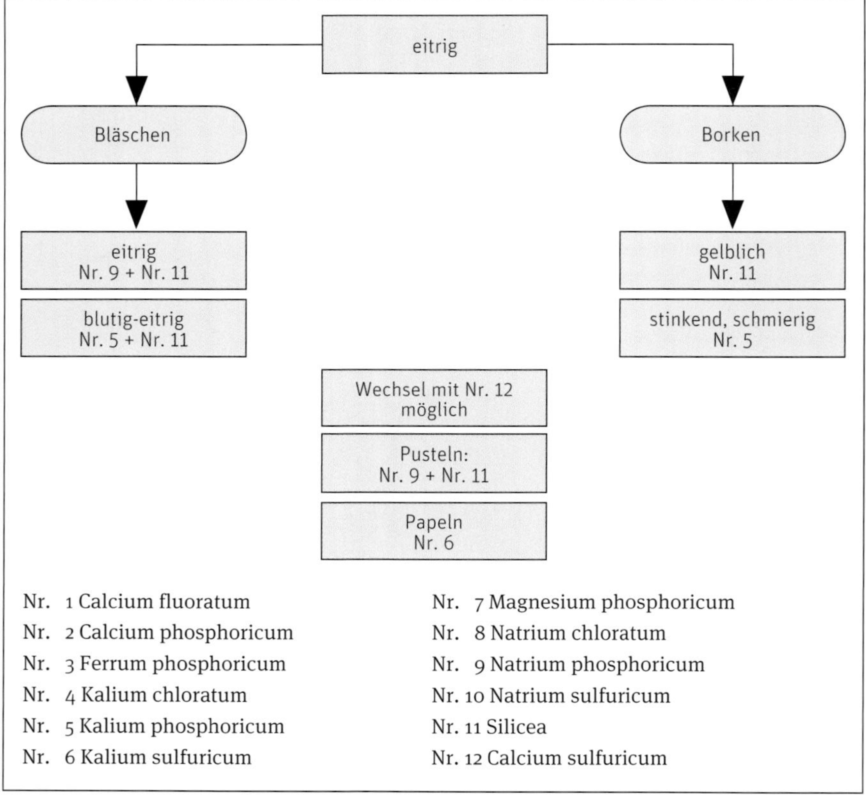

Abb. 20: Biochemische Therapie – Haut

aber den Durchbruch des Eiterherdes nach außen und dadurch Heilung bewirkt.

Wird der Eiter übelriechend, so ist Kalium phosphoricum zu geben; bleiben Verhärtungen zurück, so ist Fluorcalcium anwendbar.

Dem Wundsein kleiner Kinder entsprechen Natrium phosphoricum und Natrium chloratum. Ist dabei ein aashaft stinkender Durchfall vorhanden, so gebe man Kalium phosphoricum.

Nesselausschlag: Kalium phosphoricum.

Hautjucken: Magnesium phosphoricum.

Hautschrunden: Calcium fluoratum.

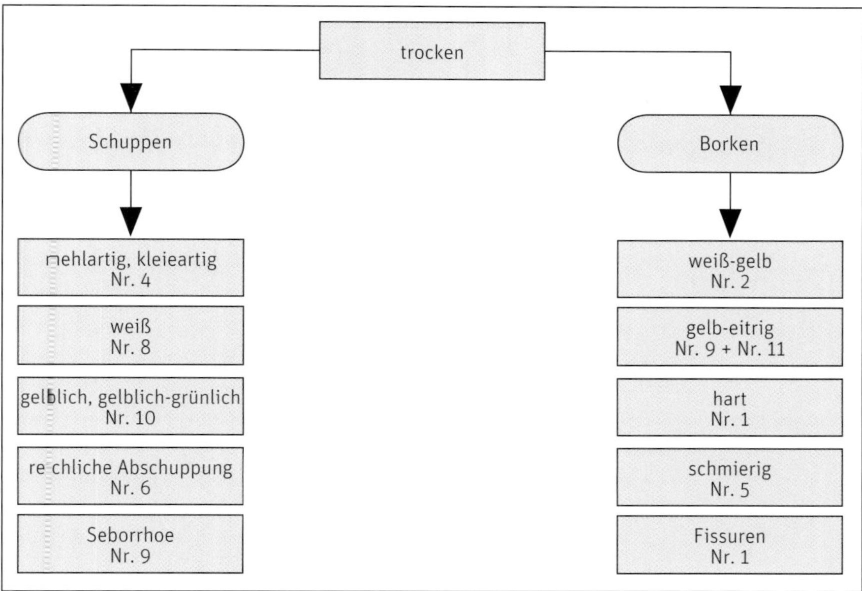

Abb. 21: Biochemische Therapie – Haut

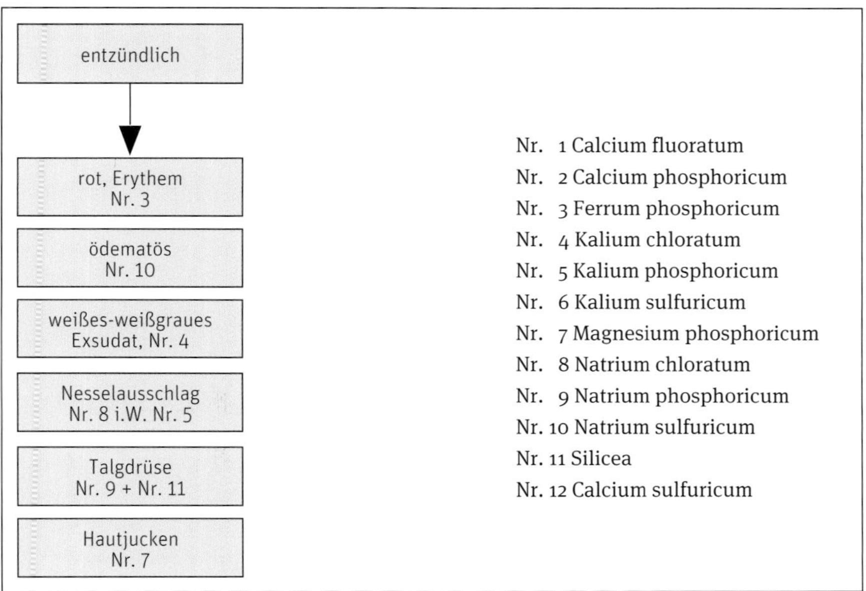

Abb. 22: Biochemische Therapie – Haut

Psoriasis: Magnesium phosphoricum.

Krankheiten der Fingernägel: Brüchigkeit, Risse, Gelbwerden, Flecke, Verdickung: Silicea.

Rose: Die ödematöse, weiche Hautentzündung erfordert Natrium sulfuricum, der infiltrierten Hautentzündung entspricht Natrium phosphoricum.

Gegen Gürtelrose wende man Natrium chloratum an.

Bei roseartigen Entzündungen können intensive Fieber- und Entzündungs-Symptome Ferrum phosphoricum indizieren.

Zur Beförderung der Abschuppung dient Kalium sulfuricum.

Pemphigus

Der Pemphigus vulgaris (Blasen und Bläschen mit wässrigem Inhalt und praller Oberfläche) erfordert Natrium sulfuricum, wenn die Flüssigkeit gelblich, Natrium chloratum, wenn sie wasserhell ist.

Dem Pemphigus malignus (Blasen und Bläschen mit wässrig-blutigem Inhalt und welker, faltiger Oberfläche) entspricht Kalium phosphoricum.

Verbrennung und Verbrühung

Hat sich eine Blase gebildet, so gebe man Natrium chloratum.

Ist eine mit weißem oder weiß-grauem Exsudate bedeckte Wundfläche vorhanden, so gebe man Kalium chloratum.

Ist schon eine Eiterung entstanden, so passt Silicea.

(Innere und äußere Anwendung des betreffenden Mittels)

Frostbeulen, frische und eiternde: Natrium sulfuricum.

Panaritium: Silicea.

Furunkel: Silicea.

Karbunkel: Calcium fluoratum, später eventuell Kalium phosphoricum *[Calcium sulfuricum]*

Wildfleisch *[Caro luxurians]*: Kalium chloratum, eventuell Silicea.

Folgen von Insektenstichen: Natrium chloratum (äußerlich).

Warzen an den Händen: Kalium chloratum.

Man löse ein erbsengroßes Quantum der Verreibung in einem Esslöffel voll Wasser und befeuchte einige Male täglich mit dieser Lösung die Warzen und die umgebende Haut. Auch Natrium sulfuricum ist anwendbar. Es entzieht der Basis der Warzen Wasser und bewirkt dadurch ein Schrumpfen und Abfallen derselben.

Unterschenkelgeschwüre

Es kommen hier die gegen Haut- und Schleimhautkrankheiten empfohlenen Mittel in Betracht. In erster Linie stehen Natrium chloratum und Natrium sulfuricum.

Den varicösen Geschwüren entspricht Calcium fluoratum.

Knochenkrankheiten

Die Periostitis mit Tendenz zur Eiterung erfordert Silicea.

Harte, höckerige, zackige Erhabenheiten auf der Knochenoberfläche erfordern Calcium fluoratum.

Besser als Silicea wird dies Mittel gegen die so genannte Kopfblutgeschwulst *[Hämangiom – Hämangioma cavernosum]* mit knöchernem Walle auf dem Seitenwandbeine der Neugeborenen passen.

Die englische Krankheit erfordert Calcium phosphoricum.

Gesellt sich Atrophie mit stinkendem Durchfall hinzu, so muss dieser Zustand zuerst mittels Kalium phosphoricum beseitigt werden. Etwaiger Säure-Überschuss muss mittels Natrium phosphoricum getilgt werden.

Die Phosphormoleküle verbinden sich im Organismus mit Sauerstoffmolekülen zu Phosphorsäure. Diese verbindet sich mit Molekülen kohlensauren Kalks, unter Ausscheidung von Kohlensäure, zu phosphorsaurem Kalk.

Eine solche Rachitisbehandlung stimmt mit der in diesem Buche angegebenen Behandlungsweise quantitativ und qualitativ überein, wenn der phosphorsaure Kalk in dritter Dezimalverreibung verabreicht wird.

Da ein Teil der Moleküle des Phosphors respektive der Phosphorsäure auf dem Wege nach ihrem Bestimmungsorte Gelegenheit findet, sich mit Molekülen des im Blute vorhandenen Natriums zu verbinden, so erhalten die betreffende Zellen vielleicht nur einen Teil der für sie bestimmten Phosphor-Gabe. In der Möglichkeit, dass das Natrium alle Moleküle des verabreichten Phosphors in Anspruch nimmt, liegt die Erklärung der manchmal vorkommenden Misserfolge. Verabreicht man aber phosphorsauren Kalk, so verfährt man sicherer, weil dieser mit den oben erwähnten Salzen keine Verbindungen eingeht.

Hüftgelenkentzündung der Skrofulösen: Natrium phosphoricum und Silicea.

Bleichsucht und andere anämische Zustände

Die Blutkörperchen enthalten Eisen, schwefelsaures Kalium, Chlorkalium, phosphorsaures Kalium, phosphorsauren Kalk, phosphorsaures Magnesium und phosphorsaures Natrium.

Im Bluteiweiß ist das für die Blutkörperchen erforderliche Eisen in genügender Menge vorhanden. In der normalen (roten) Blutzelle verhält sich das Eisen zu den Zellen dem Gewichte nach wie 1:1 000.

[*Die nachfolgenden Ausführungen Schüßlers über die Wirkungsweise des Natrium chloratum sind veraltet und nur aus der Zeit verständlich, in der eine Vermehrung der Erythrozyten im Blut selbst für möglich gehalten wurde. Die günstige Wirkung des Mittels bei der Chlorose ist empirisch gewährt.*]

Chlornatrium (Natrium chloratum) und phosphorsauerer Kalk (Calcium phosphoricum) sind die Heilmittel der Bleichsucht.

Kann in einem gegebenen Falle nicht genau ermittelt werden, welches von beiden Mitteln indiziert ist, dann ist der abwechselnde Gebrauch beider Mittel statthaft.

Anämische Zustände, welche durch deprimierende Gemütsaffekte veranlasst worden sind, erfordern zu ihrer Heilung Kalium phosphoricum, weil dieses Salz in den Blutkörperchen und im Plasma der betreffenden Kranken im Minimum vorhanden ist.

Das Allgemeinbefinden der Kranken hat sein Spiegelbild in der Charakteristik des Kalium phosphoricum.

Es ist sehr schwierig nachzuvollziehen, warum Schüßler das Eisen zur Therapie anämischer Zustände nicht herangezogen hat. Er widmet in einer früheren Ausgabe der Chlorose, die eindeutig konstitutionellen Charakter besitzt, ein ganzes Kapitel. Er zitiert darin Untersuchungen des Physiologen Bunge, der zwar im venösen, nicht aber im arteriellen Blute bleichsüchtiger Patienten Eisen feststellen konnte. Schüßler wurde diesbezüglich wohl ein Opfer seiner Wissenschaftsgläubigkeit.

Die Ärzte seiner Zeit übten die Eisentherapie mit wechselndem Erfolg aus, da mangels wissenschaftlicher Erkenntnisse die verschiedenen Eisenpräparate pharmakologisch nur ungenügend differenziert werden konnten.

Dennoch stellt sich die Frage, warum er nicht seiner eigenen Erfahrung vertraut hat.

Dazu muss gesagt werden, dass er Ferrum phosphoricum nur gegen Entzündungen und hyperämische Zustände angewandt hat. Dabei benutzte er ausschließlich die 12. Dezimalpotenz, die jedoch für die Eisentherapie der Bleichsucht viel zu hoch ist und einen zu geringen Fe-Gehalt besitzt.

Anscheinend hat er damit bei diesem Leiden Misserfolge erfahren müssen und dann nach Alternativen gesucht.

Ferrum phosphoricum sollte in diesen Fällen als D3 verabreicht, oder, wie im Anhang dargestellt, ein anderes Eisensalz ausgewählt werden.

Die Chlorose tritt fast nur bei jungen Mädchen auf und beruht auf einer lymphatischen Fehlentwicklung. Es ist daher anzuraten, dass bei der erethischen Form Calcium phosphoricum – bei der torpiden das ergänzende Mittel Calcium chloratum im Wechsel verordnet werden.

Skrofulose

Lymphatische Hyperplasie im Kindes- und Jugendalter. Schüßler stellt in diesem Kapitel seine Theorie der skrofulösen Pathogenese vor, die in dieser speziellen Version wissenschaftlich überholt ist. Er führt das Leiden auf eine pathologische, metabolische Milchsäuresynthese zurück. Tatsächlich ist der saure Geruch der Haut und aller Ausscheidungen bei der Skrofulose seit jeher bekannt. Die Entstehung von Lymphdrüsengeschwülsten erklärt er durch das Auftreten von Milchsäure in den Lymphknoten.

Die Geschwülste können, solange sie nicht verhärtet sind, mittels Natrium phosphoricum beseitigt werden, weil dieses Salz die Milchsäure tilgt.

Da die Lymphe auch Fett enthält, können die geronnenen Eiweißstoffe verkäsen. Vollzieht sich eine Verkäsung in Drüsen oder an anderen Stellen, so ist Magnesium phosphoricum in Anwendung zu bringen. Solange eine Verkäsung nicht erfolgt ist, muss Natrium phosphoricum verabreicht werden.

Der Verkäsungszustand erfordert Magnesium phosphoricum. Dieses ist dasjenige chemisch-physiologische Funktionsmittel, welches die selbsttätige Bewegung aller Zellen vermittelt. Vermöge ihrer selbsttätigen Bewegung sind gesunde Zellen imstande, Stoffe, von denen sie belästigt werden, abzustossen. Wenn die in der Nähe verkäster Massen befindlichen Zellen zu schwach sind, um die erwähnten Massen abstoßen zu können, so fehlt ihnen Magnesium phosphoricum.

Durch therapeutische Zufuhr minimaler Quantitäten dieses Salzes werden die betreffenden Zellen in integrum restituiert und demzufolge befähigt, diese Stoffe allmählich abzustoßen. Die Trümmer des Abgestoßenen werden auf den gewöhnlichen Ausscheidungswegen aus dem Organismus entfernt.

Neben dem Gebrauch von Magnesium phosphoricum ist die Anwendung anderer biochemischer Mittel gegen katarrhalische Beschwerden erforderlich.

Die biochemische Behandlung von Schmerzzuständen

Kopf- und Gesichtsschmerzen

Stechen, Drücken oder Klopfen – verschlimmert durch Schütteln des Kopfes, durch Bücken – überhaupt durch jegliche Bewegung: Ferrum phosphoricum.

Schmerzen mit Hitze und Röte des Gesichts: Ferrum phosphoricum.

Schmerzen mit Erbrechen von Galle: Natrium sulfuricum.

Schmerzen mit Erbrechen von durchsichtigem Schleim oder Wasser: Natrium chloratum.

Schmerzen mit Erbrechen von Speisen: Ferrum phosphoricum.

Schmerzen mit Auswürgen von weißem Schleim: Kalium chloratum.

Lebhafte, schießende, stechende Schmerzen, welche Pausen machen und die Stelle wechseln: Magnesium phosphoricum.

Schmerzen bei blassen, empfindlichen, reizbaren Personen: Kalium phosphoricum.

Schmerzanfälle mit nachfolgender großer Schwäche: Kalium phosphoricum.

Schmerzen, welche im warmen Zimmer und abends sich verschlimmern, in freier, kühler Luft sich bessern: Kalium sulfuricum.

Schmerzen mit gleichzeitigem Auftreten kleiner, erbsengroßer Knötchen auf dem behaarten Kopf: Silicea.

Schmerzen bei hell-schleimig belegter Zunge und trägem Stuhlgang: Natrium chloratum.

Schmerzen mit reichlichem, scharfem Tränenfluss: Natrium chloratum.

Kopf- oder Gesichtsneuralgie: Natrium sulfuricum, eventuell Natrium chloratum.

Schmerzen mit Kribbeln, Kälte oder Taubheitsgefühl: Calcium phosphoricum.

Die Kopfschmerzen der Kinder werden in der Regel durch Ferrum phosphoricum rasch geheilt.

Zahnschmerzen

Schmerz mit Speichel oder Tränenfluss: Natrium chloratum.

Schmerz mit Geschwulst des Zahnfleisches und der Backe: Kalium chloratum; genügt Kalium chloratum nicht: Silicea; ist die Geschwulst knochenhart: Calcium fluoratum.

Schmerz, welcher rasch die Stelle wechselt, Pausen macht und durch Wärme gelindert wird: Magnesium phosphoricum.

Schmerz, welcher durch Druck gebessert, durch leise Berührung verschlimmert wird: Magnesium phosphoricum.

Schmerz, welcher im warmen Zimmer und abends sich verschlimmert, in freier, kühler Luft sich bessert: Kalium sulfuricum.

Backenhitze, Verschlimmerung des Schmerzes durch Wärme, Linderung durch kalte Getränke: Ferrum phosphoricum.

Wenn das Zahnfleisch blutet oder einen hell-rötlichen Saum hat: Kalium phosphoricum.

Wenn der schmerzhafte Zahn lose und die Oberfläche desselben gegen die leiseste Berührung empfindlich ist: Calcium fluoratum.

Beschwerden beim Zahnen der Kinder

Calcium phosphoricum und besonders Calcium fluoratum befördern den Durchbruch der Zähne.

Ist Fieber vorhanden: Ferrum phosphoricum.

Krämpfe mit Fieber: Ferrum phosphoricum.

Krämpfe ohne Fieber: Magnesium phosphoricum und Calcium phosphoricum.

Augenentzündung dabei: Ferrum phosphoricum, Calcium phosphoricum.

Speichelfluss: Natrium chloratum.

Stimmritzenkrampf: Magnesium phosphoricum.

Krampfhusten: Magnesium phosphoricum.

Blasenkrampf: Magnesium phosphoricum.

Durchfall siehe unter »Durchfall«.

Schmerzen im Magen und Bauch

Akute Magenentzündung mit heftigem Schmerz der aufgetriebenen Magengegend, Erbrechen und Fieber: Ferrum phosphoricum.

Wenn bei einem zu spät in Behandlung gekommenen Falle Symptome des Kräfteverfalls, Trockenheit der Zunge et cetera vorhanden sind, so wird Kalium phosphoricum zu geben sein.

Akute und chronische Magenschmerzen, welche nach Speisengenuss und bei Druck auf die Magengegend sich verschlimmern – und besonders wenn Speiseerbrechen sich einstellt, verlangen Ferrum phosphoricum.

Krampfhafte Magenschmerzen bei reiner Zunge: Magnesium phosphoricum.

Gefühl krampfhaften Zusammenschnürens: Magnesium phosphoricum.

Magenschmerz mit Wasserzusammenlaufen im Munde: Natrium chloratum.

Magenschmerz mit Schleimerbrechen bei Trägheit des Stuhlganges: Natrium chloratum.

Wenn gegen den zuletzt genannten Magenschmerz Natrium chloratum nicht vollständig genügt, so ist in der Regel ein Zungenbelag vorhanden, welcher Kalium chloratum respektive Kalium sulfuricum verlangt.

Druck und Völlegefühl mit gelb-schleimigem Zungenbelag: Kalium sulfuricum.

Kneipen im Magen mit Aufstoßen von Luft in kleinen, keine Erleichterung verschaffenden Portionen: Magnesium phosphoricum.

Schmerzen, durch Windstauung im Dickdarm bedingt: Natrium sulfuricum.

Kolik in der Nabelgegend, zum Krümmen nötigend: Magnesium phosphoricum.

Blähungskoliken kleiner Kinder mit Anziehen der Beine, mit oder ohne Durchfall: Magnesium phosphoricum.

Ist Säureüberschuss vorhanden, so gebe man Natrium phosphoricum.

Bei den von Erbrechen begleiteten Magenschmerzen indiziert die Beschaffenheit des Erbrochenen das Mittel.

Gastrische Beschwerden mit vorwaltender Säure (Sodbrennen): Natrium phosphoricum;

nach Fettgenuss: Natrium phosphoricum.

Magengeschwür: Das runde Magengeschwür, welches durch eine Funktionsstörung trophischer Fasern des Sympathikus bedingt ist, erfordert Kalium phosphoricum.

Windkolik mit Verstopfung, bei Erwachsenen: Natrium sulfuricum.

Gallensteinkolik (Einklemmung eines Steins im Duktus choledochus): Magnesium phosphoricum.

Natrium phosphoricum kann die Neubildung von Gallensteinen verhüten.

Magenerweiterung:Kalium phosphoricum.

Nacken-, Rücken- und Glieder schmerzen

Schmerzen, die nur während der Bewegung empfunden oder durch Bewegung verschlimmert werden, erfordern Ferrum phosphoricum (als zweites Mittel passt Kalium chloratum).

Schmerzen, lähmende, die bei mäßiger Bewegung gebessert – durch Anstrengung (zu lange fortgesetztes Gehen) verschlimmert und besonders nach dem Aufstehen vom Sitzen (zu Anfang der Bewegung) am meisten empfunden werden: Kalium phosphoricum.

Schmerzen mit Taubheits- oder Kältegefühl oder Kribbeln, schlimmer nachts und in der Ruhe: Calcium phosphoricum.

Schmerzen, lebhafte, schießende, bohrende, Pausen machende, den Platz wechselnde: Magnesium phosphoricum.

Schmerzen, welche im warmen Zimmer und gegen Abend sich verschlimmern, in freier, kühler Luft sich bessern: Kalium sulfuricum.

Bei Schmerzen, die der Patient nicht genau beschreiben kann, muss irgend ein wahlbestimmendes Nebensymptom wie Bläschenausschlag, Zungenbelag und so weiter ermittelt werden.

Hexenschuss: Ferrum phosphoricum, Natrium phosphoricum *[im akuten Anfall: Kalium chloratum in kurzen Abständen].*

Hüftschmerzen: Den *[neuralgischen]* entsprechen Kalium phosphoricum und Magnesium phosphoricum (nach der Art der Schmerzen zu wählen), den entzündlichen: Ferrum phosphoricum,den rheumatisch-gichtischen: Natrium phosphoricum, und wenn chronisch: Silicea *[Zusammen oder im Wechsel mit Calcium fluoratum].*

Das Hygroma patellae und der Hydrops genu erfordern Natrium chloratum, Calcium phosphoricum, eventuell ist Silicea anzuwenden.

Krampfartige Beschwerden und andere Nervenaffektionen

Gegen Herzklopfen sind Ferrum phosphoricum, Kalium chloratum, Natrium chloratum, Kalium phosphoricum, Kalium sulfuricum und so weiter nach Maßgabe der jeden einzelnen Fall begleitenden Nebensymptome anzuwenden.

Gegen Stimmritzenkrampf, Kinnbackenkrampf, Wadenkrampf, Schreibkrampf et cetera nützen: Magnesium phosphoricum, Calcium phosphoricum und Kalium phosphoricum.

Kalium phosphoricum entspricht den Krämpfen, welche nach Überanstrengung der betreffenden Teile entstanden sind.

Agoraphobie *[Platzangst]*: Kalium phosphoricum.

Den Krämpfen anämischer und rachitischer Personen entspricht Calcium phosphoricum

Schüßler gibt in diesem Abschnitt auch Empfehlungen für die Epilepsie. Diese sind heute selbstverständlich veraltet. Zur Unterstützung der modernen Behandlung sind allerdings Kalium phosphoricum und Magnesium phosphoricum möglich. Den nächtlichen Anfällen entspricht nach Schüßler Silicea.

Therapiehinweise zu gewissen Symptomen

Schwindel Durch Blutandrang bedingter Schwindel wird durch Ferrum phosphoricum, nervöser durch Kalium phosphoricum geheilt.

Sind gastrische Beschwerden dabei, so muss der Zungenbelag berücksichtigt werden.

Heiserkeit Bei der einfachen, nach Erkältung entstandenen Heiserkeit passt Kalium chloratum.

Selten ist noch Kalium sulfuricum erforderlich.

Ist die Heiserkeit eine Folge von Überanstrengung der Stimmorgane (bei Schauspielern, Sängern et cetera), so nützt Ferrum phosphoricum, eventuell Kalium phosphoricum.

Husten – Krampfhusten Der akute, kurze, krampfhafte sehr schmerzhafte Husten erfordert Ferrum phosphoricum, dann Kalium chloratum.

Dem entzündlich-katarrhalischen Stadium entspricht Ferrum phosphoricum, dem nervösen: Magnesium phosphoricum.

Gegen das Speiseerbrechen nützt Ferrum phosphoricum.

Nach Maßgabe der Beschaffenheit des Schleimes sind Kalium chloratum, Natrium chloratum und Kalium sulfuricum zu wählen (siehe »Schleimhautkrankheiten«).

Ein besonderes Nebensymptom kann den Gebrauch eines demselben entsprechenden Zwischenmittels, etwa: Kalium phosphoricum, Calcium phosphoricum notwendig machen.

Dem wirklichen Krampfhusten (Keuchhusten) entspricht Magnesium phosphoricum.

Asthmatoide Beschwerden Dem nervösen Asthma entsprechen Kalium phosphoricum und Magnesium phosphoricum – das letztere bei vorwaltenden

Blähungsbeschwerden. *[Das Hauptmittel bei Chronifizierung des Leidens ist Kalium chloratum.]*

Diejenigen Atmungsbeschwerden, welche mit katarrhalischen Erscheinungen einhergehen respektive dadurch bedingt sind, indizieren die Mittel, welche der Qualität des Schleimes entsprechen (siehe das Kapitel Schleimhautkrankheiten).

Erbrechen

Erbrechen von Speisen: Ferrum phosphoricum.

Erbrechen von Speisen nebst saurer Flüssigkeit: Ferrum phosphoricum.

Erbrechen von wässriger Flüssigkeit: Natrium chloratum.

Erbrechen von Galle allein: Natrium sulfuricum.

Erbrechen von durchsichtigem Schleim: Natrium muriaticum.

Erbrechen mit Auswürgen von weißem, fadenziehendem Schleim: Kalium chloratum.

Erbrechen saurer Flüssigkeit oder käsiger Massen: Natrium phosphoricum.

Erbrechen von Blut: Ferrum phosphoricum, Kalium phosphoricum und Natrium phosphoricum.

Erbrechen während der Dentition: Calcium phosphoricum – Calcium fluoratum.

Seekrankheit: Natrium phosphoricum.

Durchfall

Entleerungen wässrig, schleimig: Natrium chloratum.

Entleerungen aashaft stinkend: Kalium phosphoricum.

Entleerungen wässrig-gallig: Natrium sulfuricum.

Entleerungen blutig, blutig-schleimig: Kalium chloratum.

Entleerungen eitrig, blutig-eitrig: Natrium phosphoricum, eventuell Silicea.

Entleerungen unverdauter Speisen: Ferrum phosphoricum.

Durch überschüssige Säure bedingter Durchfall: Natrium phosphoricum.

Wässriger Durchfall mit Leibschneiden vor jeder Entleerung: Magnesium phosphoricum.

Enteritis – Colitis

[Die nachfolgenden Mittel können mit einfachen Obstipantia, wie zum Beispiel Kohlepräparaten, Teezubereitungen et cetera, kombiniert werden.]

Ferrum phosphoricum und Kalium chloratum genügen in den meisten Fällen *[häufige Gaben]*.

Krampfhafte Bauchschmerzen, welche durch Drücken und Zusammenkrümmen erleichert werden, erfordern Magnesium phosphoricum.

Stellen sich Delirien, Bauchauftreibung ein, haben die Abgänge einen aashaften Gestank, so passt Kalium phosphoricum. Dies Mittel passt auch, wenn ohne Zeichen der Fäulnis reines Blut in Menge abgeht.

[Die letzteren Krankheitssymptome verweisen auf schwere Infektionen und erfordern in der Regel Klinikeinweisung!]

Gelbsucht *[Ikterus]*

[Die nachfolgenden Empfehlungen dienen lediglich einer symptomatischen Zusatztherapie – Grundleiden beachten!]

Gegen jeden Fall von Gelbsucht wende man zunächst Natrium sulfuricum an. In den meisten Fällen wird man mit diesem Mittel Besserung bewirken.

In zweiter Reihe stehen Kalium sulfuricum sowie Kalium chloratum *[besonders bei Stauungsgallenblase und Cholangitis]* und Natrium chloratum, nach Maßgabe der Nebensymptome zu wählen.

Die Pathogenese der Lebererkrankungen waren zu Zeiten des Verfassers noch weitgehend unbekannt. Das in zweiter Reihe genannte Kalium sulfuricum gilt heute, in seiner Eigenschaft als Epithelmittel, als wichtigstes für die parenchymatösen Lebererkrankungen. Das an erster Stelle genannte Natrium sulfuricum ist dadurch nicht überflüssig geworden. Da es die Gallenausscheidung fördert, dient es zusätzlich der Ausscheidung toxischer Metaboliten.

Bei Gallenkoliken (rezidivierenden): Natrium sulfuricum und Magnesium phosphoricum in häufigen und hohen Dosen – jeweils 10–20 Tabletten in Wasser gelöst.

Siehe auch dazu die ergänzenden Mittel im Anhang.

Gelenkrheumatismus, Gicht

Natrium phosphoricum macht die an den betreffenden Stellen angesammelte Harnsäure unschädlich. Alsdann verlässt diese auf dem Wege des Stoffwechsels den Organismus.

Ablagerungen harnsaurer Salze erfordern Silicea.

In Betreff des Muskelrheumatismus verweise ich auf das unter der Überschrift »Nacken-, Rücken- und Gliederschmerzen« angegebene.

Spezielle und organische Erkrankungen

Augen

Blepharitis ciliaris: Kalium chloratum, Natrium phosphoricum.

Gerstenkörner *[Hordeolum]*, Knötchen, Verhärtungen der Lider: Silicea, Calcium fluoratum.

Hyperämie der Bindehaut ohne Absonderung: Ferrum phosphoricum.
Absonderung weiß, weiß-grau: Kalium chloratum.
Absonderung wässrig-schleimig: Natrium chloratum.
Absonderung gelb-schleimig: Kalium sulfuricum.
Absonderung dick, gelb, eiterig: Natrium phosphoricum, eventuell Silicea.
Absonderung gelblich-grün: Natrium sulfuricum.
Absonderung rahmartig: Natrium phosphoricum.

Hornhautentzündung:
Kalium chloratum, wenn das Exsudat weißgrau;
Calcium phosphoricum, wenn es weiß;
Natrium phosphoricum, wenn es gelb ist.
Bläschen auf der Hornhaut: Natrium chloratum.
Flaches Geschwür: Kalium chloratum.
Tiefes Geschwür: Silicea.

Hornhautflecke: Mit einer Verdünnung von Natrium chloratum ist der Fleck mehrere Male täglich zu bespülen.

Die Moleküle des Natrium chloratum, welche an der betreffenden Stelle haften bleiben, bewirken durch ihre Feuchtigkeit anziehende Kraft eine allmähliche Durchfeuchtung und demzufolge eine Einschmelzung des Fleckes.

[Es ist anzunehmen, dass Schüßler eine einfache, verdünnte Kochsalzlösung, ohne den sonst unumgänglichen Milchzucker meint. Wilhelm Scharff (1899) nennt ebenfalls eine »wässrige Lösung des Mittels«.]

Hypopyon: Silicea.

Regenbogenhautentzündung: Kalium chloratum, Natrium chloratum.

Netzhautentzündung: Ferrum phosphoricum.

Netzhautexsudat: Kalium chloratum.

Lichtscheu nach Überreizung, ohne sonstige Symptome: Kalium phosphoricum.

Funkensehen: Natrium phosphoricum, Magnesium phosphoricum.

Krampfhaftes Schielen: Magnesium phosphoricum,
durch Würmer bedingt: Natrium phosphoricum.

Schielen nach Diphtherie: Kalium phosphoricum.

Asthenopie, nervöse: Kalium phosphoricum.

Asthenopie, hydrämische: Natrium chloratum.

Heftige, bohrende Schmerzen im Auge, als rein nervöse *[neuralgische]* Affektion: Magnesium phosphoricum;
als rheumatische Affektion: Natrium phosphoricum;
als gichtische: Silicea.

Täglich zu bestimmter Zeit auftretende Augenschmerzen mit Tränenfluss: Natrium chloratum.

Augenentzündung der Neugeborenen: Hauptmittel Natrium phosphoricum, andere biochemische Mittel nach Maßgabe der Beschaffenheit des Sekretes.

Augenentzündung der Skrofulösen: Hauptmittel Natrium phosphoricum, Magnesium phosphoricum.

Schnupfen

Fließschnupfen:
Sekret wässrig, hell-schleimig: Natrium chloratum.
Sekret gelb-schleimig: Kalium sulfuricum.
Sekret dick, eitrig: Natrium phosphoricum respektive Silicea.

Stockschnupfen: Kalium chloratum;
bei Skrofulösen: Natrium phosphoricum.

Gegen Ozaena nützen Natrium phosphoricum und Magnesium phosphoricum.

Wird ein grüner Schleim abgesondert, so passt Natrium sulfuricum.

Ohren

Durch Hyperämie bedingte Schmerzen, Ohrgeräusche oder Schwerhörigkeit erfordern Ferrum phosphoricum.

Gegen nervöse Affektionen wähle man individualisierend Magnesium phosphoricum respektive Calcium phosphoricum, Kalium phosphoricum.

Entzündliche Verschwellung des äußeren Gehörganges: Silicea.

Ausfluss dünner, gelber Flüssigkeit: Kalium sulfuricum.

Ausfluss dicken Eiters: Silicea, Natrium phosphoricum.

Schwerhörigkeit, bedingt durch Verschwellung und Katarrh der Eustachischen Röhre und der Paukenhöhle: Kalium chloratum, Natrium chloratum, ist Grund zu der Annahme vorhanden, dass eine Schwerhörigkeit durch verhärtete Exsudate im inneren Ohr bedingt ist, so gebe man Silicea und Calcium fluoratum.

Mumps: Kalium chloratum, und bei reichlichem Speichelflusse: Natrium chloratum.

Erkrankungen im Schädelbereich

Gehirnerschütterung: Kalium phosphoricum ist das entsprechende Mittel;
bleiben Sehstörungen zurück, so ist Magnesium phosphoricum indiziert.

Hydrocephaloid: Calcium phosphoricum.

Chronischer Wasserkopf: Calcium phosphoricum.

Cephalhaematom: Calcium fluoratum.

Kraniotabes *[frühestes Rachitiszeichen]*: Calcium phosphoricum.

Zu langes Offenbleiben der Fontanellen: Calcium phosphoricum.

Ist bei einer dieser Krankheiten ein aashaft stinkender Durchfall vorhanden, so muss Kalium phosphoricum als Zwischenmittel gegeben werden.

Schlagfluss: Silicea *[zur Nachsorge]*.

Kropf Magnesium phosphoricum *[In der Folgezeit hat sich Calcium fluoratum gut bewärt]*.

Brustdrüsenentzündung, Mastitis Zuerst ist Natrium phosphoricum anzuwenden, welches, frühzeitig gegeben, die Resorption bewirken kann.

Bildet sich ein Eiterherd, so ist Silicea anwendbar.

Verhärtung: Calcium fluoratum.

Milchabsonderung Natrium sulfuricum vermindert die Milchabsonderung.

Calcium phosphoricum vermehrt die Milchabsonderung.

Natrium muriaticum ist anwendbar, wenn die Milch wässrig-bläulich ist.

Nierenkrankheiten Der Nierenentzündung entsprechen: Ferrum phosphoricum, Kalium chloratum und Natrium phosphoricum.

Dem Eiweißharnen entsprechen: Calcium phosphoricum, Kalium sulfuricum, Kalium phosphoricum und Natrium chloratum. Die begleitenden Symptome und die konstitutionellen Verhältnisse der betreffenden Kranken müssen bei der Wahl der Mittel den Ausschlag geben.

Das Eiweißharnen nach Scharlach erfordert Kalium sulfuricum. Die gesunden Epithelzellen der Harnkanälchen leisten dem Drucke des Blut-Eiweißes Widerstand; nur die erkrankten Zellen lassen Eiweiß in die Harnkanälchen treten.

Das betreffende Epithel kann erkranken wegen mangelhafter Sauerstoffzufuhr oder wegen zu frühzeitigen Zerfalls oder wegen verzögerter Teilung und Neubildung von Zellen.

Silicea verhindert die Bildung von Nierengries.

Blasenkatarrh In erster Linie kommt Natrium phosphoricum in Betracht (siehe eventuell »Schleimhautkrankheiten«).

Dem chronischen Blasenkatarrh entspricht meistens Silicea.

Harnverhaltung respektive Bettnässen Aus der Charakteristik der Wirkungen des Natrium sulfuricum geht hervor, dass dieses Mittel sowohl eine Harnverhaltung als auch unwillkürliches Harnen heilen kann. Ist aber die eine oder die andere der in Rede stehenden Krankheiten durch eine allgemeine oder eine lokale Neurasthenie bedingt, so ist Kalium phosphoricum anwendbar.

Gegen eine durch einen Krampf des Blasenschließmuskels bedingte Harnverhaltung nützt Magnesium phosphoricum.

Bei Kindern, die an Würmern leiden, ist Natrium phosphoricum gegen das Bettnässen indiziert.

Ferrum phosphoricum heilt die mit Hitze verbundene Harnverhaltung kleiner Kinder.

Hämorrhoiden Das Heilmittel der Hämorrhoiden ist Calcium fluoratum.

Sind die Knoten entzündet, so ist Ferrum phosphoricum anzuwenden; bei heftigen Schmerzen ohne Entzündung passt Magnesium phosphoricum.

Die therapeutischen Hinweise der nachfolgenden Indikationen sind im Wesentlichen veraltet und können mit modernen Arzneimitteln wirksamer als damals behandelt werden. Möglicherweise können biochemische Mittel im einen oder anderen geeigneten Falle als unterstützende Maßnahme Verwendung finden.

Masern Die begleitenden Symptome indizieren das jeweilige Heilmittel. Ferrum phosphoricum, Kalium chloratum, Kalium sulfuricum und Natrium chloratum kommen vorzugsweise in Betracht.

Lungenödem *[Die Biochemie darf nur als begleitende Behandlung angewandt werden!]*

Atemnot, Bläue des Gesichts, Krampfhusten, wobei eine schaumig-seröse Masse herausbefördert wird, erfordern Kalium phosphoricum und Natrium chloratum.

Menstrualkolik *[Dysmenorrhoe]* Gewöhnlich: Magnesium phosphoricum, den blassen, empfindlichen, reizbaren, weinerlichen Personen entspricht Kalium phosphoricum.

Bei Pulsbeschleunigung und vermehrter Gesichtsröte ist Ferrum phosphoricum zu geben.

Vaginismus Ferrum phosphoricum, Magnesium phosphoricum.

Würmer Natrium phosphoricum nützt gegen Spulwürmer dadurch, dass es überschüssige Milchsäure tilgt, welche eine Existenzbedingung für die genannten Würmer ist.

Madenwürmer: Natrium chloratum.

Mechanische Verletzungen

Quetschungen, Schnitt- und andere frische Wunden, Verstauchungen und so weiter erfordern gleich anfangs Ferrum phosphoricum.

Bleibt nach dem Gebrauche dieses Mittels eine Geschwulst der betreffenden Stelle zurück, so gebe man Kalium chloratum.

Ist in vernachlässigten Fällen eine Eiterung entstanden, so passt Silicea.

Verjauchung oder Brand: Kalium phosphoricum.

Knochenbrüche erfordern neben den mechanischen Mitteln zuerst Ferrum phosphoricum gegen die Verletzung der Weichteile, später Calcium phosphoricum zur Förderung der Kallusbildung.

Die Tenalgia crepitans (den knisternden Sehnenschmerz, Tendovaginitis), welche oberhalb des Handgelenks an der Dorsalseite des Unterarms der Tischler und anderer Handwerker entsteht, wenn sie mit zu großer Kraftanstrengung den Meißel respektive ein anderes Werkzeug in halbrotierender Bewegung auf den zu bearbeitenden Stoff haben einwirken lassen, habe ich in zwei Fällen mittels Ferrum phosphoricum rasch geheilt.

Einen dritten Fall, der unter allopathischer Behandlung chronisch geworden war, heilte ich rasch mittels Kalium chloratum, nachdem Ferrum phosphoricum sich als wirkungslos erwiesen hatte.

Ganglium *[Ganglion]* tendinosum: Calcium fluoratum.

Blutungen

[Unterstützend in chronisch-rezidivierenden Fällen]

Blut rot, leicht zu einer gallertartigen Masse gerinnend: Ferrum phosphoricum.

Blut schwarz, dick, zäh: Kalium chloratum.

Blut hellrot oder schwärzlich-rot, dabei dünn und wässrig, nicht gerinnend: Kalium phosphoricum und Natrium chloratum.

Dem Nasenbluten der Kinder entspricht in der Regel Ferrum phosphoricum, der Anlage zu Nasenblutungen: Kalium phosphoricum.

Hämorrhoidalblutungen: Ferrum phosphoricum, Kalium chloratum und Calcium fluoratum.

Bibliographie und andere Quellen

1 Erstveröffentlichung in der Allgemeinen Homöopathischen Zeitung 26. Band 1873: »Eine abgekürzte Homöopathische Therapie«
2 Eine abgekürzte Therapie, 1874
3 Eine abgekürzte Therapie, 1898, 25. Auflage
4 Irrige Auffassung bezüglich der Biochemie. Richtigstellung derselben von Dr. med. Schüßler, 3. Auflage, Oldenburg und Leipzig, ohne Jahresangabe
5 Schüßler: Die Salze in ihren Beziehungen zu den Proteinsubstanzen. Aufsatz in der Hirschelschen Zeitschrift, 20. Band Nr. 15, 1.8.1975
6 Schüßler: Die Heilung der Diphtheritis auf biochemischem Wege. (Erstauflage: 1879), 2. Auflage 1913, Oldenburg, Schulzesche Hof-Buchdruckerei
7 Schüßler: Dr. med. v. Villers Beleuchtung der biochemischen Therapie. (Erstveröffentlichung: Allgemeine Homburger Zeitung, Bd. 101, Nr. 20 1880), Oldenburg und Leipzig, Ausgabe von 1928
8 Allopathie – Biochemie und Homöopathie, besprochen von Dr. med. Schüßler, 1887, 5.Auflage 1926
9 Die Cholera vom biochemischen Standpunkt aus betrachtet. Oldenburg und Leipzig, 1892
10 Schüßler: Dr. med. Quesse's »Kritik der Biochemie«, beleuchtet von Dr. med. Schüßler, Oldenburg und Leipzig, 1893
11 Das Heilserum und die Diphteritis-Behandlung, besprochen von Dr. med. Schüßler, 3. Auflage 1894, Oldenburg, Schulzesche Hof-Buchdruckerei
12 Der Einfluss der Umgebung auf die Entwicklung der Menschen und Tiere, Dr. med. Schüßler, 1895, 2. Auflage, Oldenburg und Leipzig
13 Hensel's »Physiologisches Backpulver« vor dem Forum der physiologischen Chemie. Dr. med. Schüßler, 2. Auflage, keine Jahresangabe, erschienen zwischen 1895 und Schüßlers Tod
14 Hensel's Kritik der Biochemie – Richtigstellung derselben von Dr. med. Schüßler, 3. Auflage, ohne Jahresangabe, erschienen zwischen 1895 und Schüßlers Tod
15 Schüßler: Aufsatz in Allgemeiner Homöopathischen Zeitung. Band 90, Nr. 17
16 Schüßler: Aufsatz in Allgemeiner Homöopathischen Zeitung. Band 68, 1864
17 Hugo Platz: Dr. Schüßler und seine biochemische Heilmethode, Verlag Dr. Willmar Schwabe, Leipzig 1921
18 Günther Lindemann: Dr. med. Wilhelm Heinrich Schüßler (Biographie), Isensee Verlag, Oldenburg 1992

3. Teil

Ergänzende biochemische Mittel, biochemische Salben und aktuelle therapeutische Beispiele

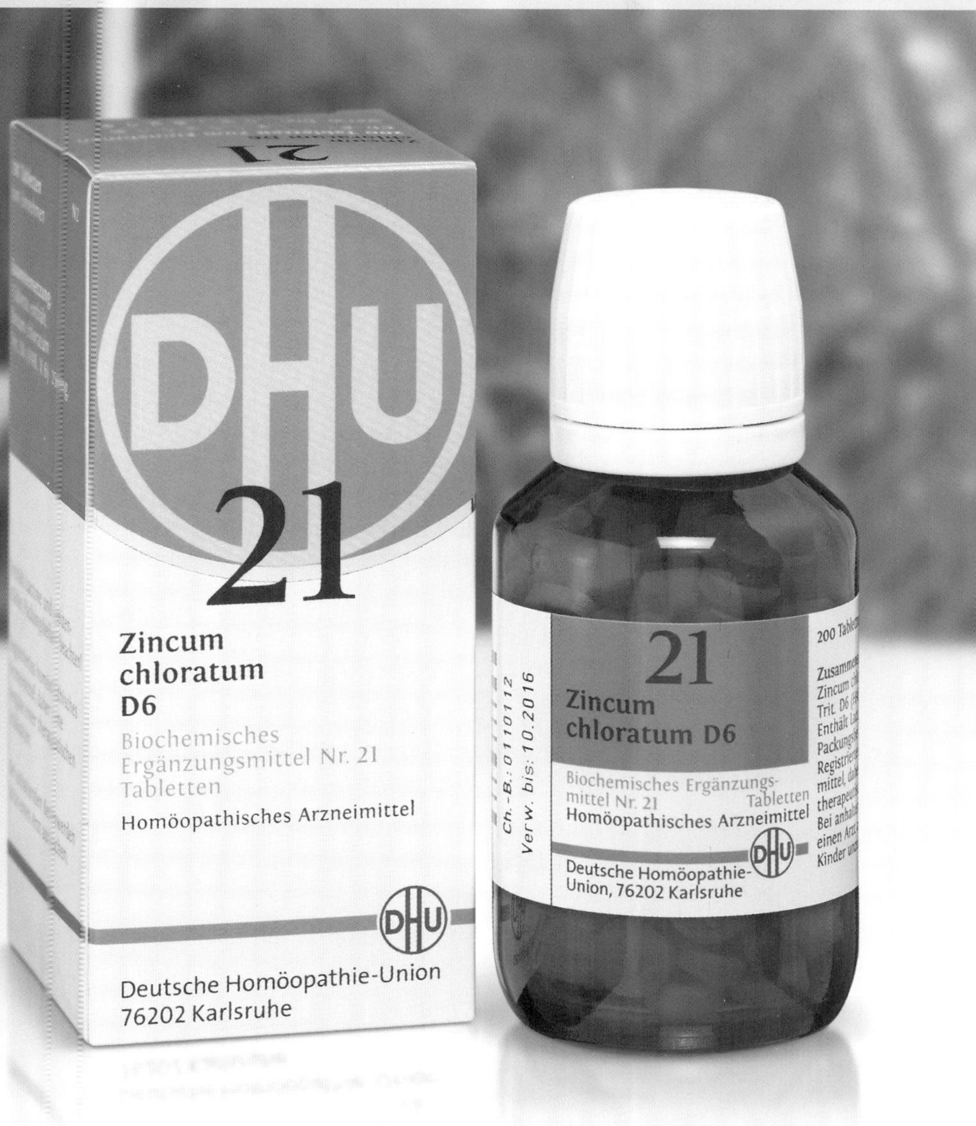

Ergänzende biochemische Mittel

Schüßler war darauf bedacht, seine Mittelreihe nicht so ausufern zu lassen, wie er es den Homöopathen vorwarf. Daher forderte er, bei der Auswahl der biochemischen Mittel einen strengen Maßstab anzulegen und nur solche aufzunehmen, deren physiologische Notwendigkeit auch wissenschaftlich bestätigt werden kann. Doch ist aus den vergleichsweise bescheidenen Kenntnissen und Untersuchungstechniken seiner Zeit inzwischen ein umfassendes Wissensgebiet erwachsen und ein Erkenntnismaterial, welches in dieser Weite damals sicher niemand hatte erahnen können.

Die Zurückhaltung Schüßlers sollte dem Biochemiker auch heute noch als Richtschnur dienen. Einer leichtfertigen Erweiterung der biochemischen Mittelreihe wird hier beileibe nicht das Wort geredet. Dennoch ist nicht zu bestreiten, dass viele Mineralien und deren Verbindungen seither ihre therapeutische Existenzberechtigung unter Beweis gestellt haben.

Ungeachtet aller theoretischen Erörterungen werden sie in der Praxis seit Jahren verwendet, wie in zunehmendem Maße auch ergänzende Mittel, wo immer es notwendig erscheint. Die Meinungen darüber waren zu allen Zeiten geteilt und werden es wohl auch bleiben. Die Aufgabe bleibt dennoch bestehen, über den Fortschritt zu informieren, der an den biochemischen Basismitteln nicht vorbeigegangen ist. Die Modellvorstellungen über die anorganischen Salze sind in den letzten Jahrzehnten korrigiert und erweitert worden. Viele auf Hypothesen beruhende Ansichten der alten Zeit sind längst überholt und bedürfen der Korrektur.

Schüßler verwandte in der Reihe seiner Funktionsmittel nur die Chlorate, Phosphate und Sulfate (mit Ausnahme von Calcium fluoratum und Silicea). Beim Calcium verzichtete er auf das Chlorat, beim Magnesium auf Chlorat und Sulfat, desgleichen beim Eisen. Beim Fluor benutzte er lediglich dessen Kalziumverbindung.

Die Existenz der fehlenden Anionen-Verbindungen war zu seiner Zeit noch nicht nachgewiesen; für ihn das entscheidende Kriterium.

In diesem Anhang sollen darum einige der Mittel vorgestellt werden, von denen der Verfasser meint, dass sie die Basisreihe vervollständigen, ohne das Grundkonzept der Schüßler'schen Basisreihe zu verletzen.

Da die nachfolgenden Mittel in der Ordnung der Funktionsmittel nicht enthalten sind, kann der sonst übliche Zusatz »biochemisch« oder »nach Schüßler« nicht auf dem Rezept vermerkt werden.

Fluor und seine Verbindungen mit Natrium und Magnesium

Bei der homöopathischen Arzneimittelprüfung erwies sich das Fluor als eine so genannte biphasische Substanz, das heißt der Wirkungsumkehrpunkt stellte sich innerhalb der ersten Potenzen ein.

Mit Sicherheit befindet sich Calcium fluoratum D12 jenseits dieses Punktes. Damit stellt sich zwangsläufig die Frage, ob es noch gerechtfertigt ist, Calcium fluoratum als biochemisches Mittel zu bezeichnen.

In der Tat beweist die praktische Erfahrung, dass eine Anzahl der im Mittelbild »versprochenen« Wirkungen nicht in der 12. Dezimalpotenz, sondern nur in der D 3, D 4 höchstens D 6 zu erzielen sind. Es ist zu vermuten, dass bei diesem biochemischen Mittel kein Wirkungsumkehrpunkt zu verzeichnen ist und die unterschiedlichen Wirkungen der Potenzen nur auf linearer Potenzrelationen der Kation/Anion-Wirkung beruht.

Im Blut (Plasma) wird Fluor sowohl ungebunden gekoppelt und austauschbar als auch an Albumine – und nicht austauschbar – transportiert.

Fluor ist im Blut mit weniger als 0,5 mg% repräsentiert.

Aus der Nahrung wird es sehr rasch aufgenommen.

Das Calciumfluorid ist sehr schwer wasserlöslich, wodurch Schwierigkeiten bei der Einschleusung in die Körpersäfte zu erwarten sind. Der Resorptionsmechanismus dieser Verbindung ist noch unbekannt.

96 % des Fluors ist in Skelett und Knorpel deponiert; in der Muskulatur befindet es sich als Fluorproteinat (nicht als Calciumfluorid, wie früher und gelegentlich auch noch heute fälschlich interpretiert wird).

Für Fluor besteht offensichtlich ein intra/extra-zelluläres Konzentrationsgefälle (Potentialdifferenz), welches von Calcium fluoratum als Medikament nicht immer in gewünschtem Maße beeinflusst wird.

Das zeigt sich auch bei seiner wichtigsten Affinität zu Knochen, Knorpel und Bindegewebe. Die humorale Wirksamkeit (Quellverhalten und Elastizität kolloidaler Substanzen) von Calcium fluoratum reicht oft nicht aus. Das wird deutlich erkennbar bei Hauterkrankungen mit Brennen und Jucken sowie Varicen, varicösen und anderen Geschwüren, Leberverhärtung und so weiter.

In akuten Fällen wirkt Calcium fluoratum leider überhaupt nicht.

Um die therapeutischen Lücken der biochemischen Therapie bei Calcium fluoratum zu schließen, bieten sich nachfolgend dargestellte Fluorverbindungen an.

Natrium fluoratum
Natriumfluorid

Es ist (zusammen mit Acid. fluoratum) das biologisch aktivste Fluor-Mittel und zudem gut wasserlöslich.

Das Kation Natrium ist ohnehin schon eines der Basisstoffe in der biochemischen Reihe. Die praktischen Erfahrungen bezüglich der Indikationen von Natrium fluoratum sind noch sehr eng, sie weisen jedoch eindeutig (wie das Na-Kation schon erwarten lässt) auf die humorale Wirkungsebene hin, also auf das intra-extrazelluläre Potentialgefälle. Mithin ist es auch bei akuten und subakuten Erkrankungen brauchbar.

Seine regulative Wirkung auf die Kalziumverwertung scheint noch besser zu sein als die des Calcium fluoratum; zumindest wirkt es diesbezüglich rascher. Sie wird anscheinend nur vom Fluor-Anion wahrgenommen. Zittern, Muskelzuckungen und Muskelkrämpfe infolge eines gestörten Kalzium-Stoffwechsel sind mit diesem Mittel gut zu beheben.

Anwendungsgebiete für Natrium fluoratum:

Haut	Pruritus (mit und ohne Ausschlag).
Magen-Darm-Trakt	Obstipation mit Meteorismus – wahrscheinlich antibiotischer Effekt.
	Dyspepsie mit Übelkeit und Nüchternschmerz.
Venen	Akute und subakute Entzündungen (bei heißen und schmerzhaften Venen im Wechsel mit Nr. 4 Kalium chloratum).
Neuralgische Muskel- und Gelenkschmerzen-	Verschlimmerung in der Ruhe, begleitet von Muskelzuckungen (Calcium fluoratum und Kalium chloratum sind nur bei Verschlimmerung in der Bewegung angezeigt).

Natrium fluoratum ist für folgende Indikationen besonders geeignet:

HWS-Syndrom	Akute und chronische Formen.
Torticollis	Mit ausstrahlenden Schmerzen in die Arme. Wie Calcium fluoratum wirkt es auch bei degenerativen Veränderungen der Muskeln und Sehnen.

Mit ausstrahlenden Schmerzen in die Arme. Wie Calcium fluoratum wirkt es auch bei degenerativen Veränderungen der Muskeln und Sehnen.

Berichtet wird auch eine Wirksamkeit bei Depression. Nach Ansicht des Verfassers nur bei Altersdepressionen zu erwarten.

Dosierung ab D4 – D6

3 x täglich 1–2–3 Tabletten

in akuten Fällen auch öfter

Magnesium fluoratum

Magnesiumfluorid

Die Wirkung von Fluor und Magnesium kann vereinigt werden durch das Magnesium fluoratum.

Hier wird die Anwendung von Fluor auch dort möglich, wo Calcium (wie bei Calcium fluoratum) als Antagonist zu einem zweiten Arzneimittel auftreten würde.

Magnesium fluoratum wirkt:

- auf den Gewebsstoffwechsel im Sinne des Magnesiums,
- auf das retikuläre Bindegewebe (RHS – RES) im Sinne des Fluors.

Damit ist seine Wirkung jedoch noch nicht erschöpft.

Dieses Ionenpaar macht in eindrucksvoller Weise deutlich, dass biochemische Mittel, aus Gründen ihrer »Wirkungsweise in der letzten Instanz«, wie der Verfasser sie nennen möchte, über Systemwirkung verfügen. Das wichtigste Kriterium wird nämlich durch diese Verbindung erfüllt: Magnesium fluoratum besitzt Wirkungen, die keiner der Partner aufzuweisen hat.

Es ähnelt in dieser Hinsicht sehr Silicea durch seine Aktivierung des mesenchymalen Gewebes, aber im Gegensatz zu dieser ist es auch in akuten Krankheitsphasen brauchbar. Es wirkt regenerierend, kanalisierend und entschlackend auf das Bindegewebe, und weil es selbst bei chronischen, torpiden Eiterungen (Nasen-Nebenhöhlen) hilfreich ist, kann vermutet werden, dass der Energieumsatz im Gewebe gesteigert wird. Letzteres ist allerdings allein der Magnesium-Komponente zuzuschreiben. Auf diese ist wohl auch seine anti-thrombotische Wirkung zurückzuführen; prophylaktisch und in chronischen Fällen.

Magnesium fluoratum kann durch Silicea zwar ergänzt, nicht aber ersetzt werden. Es kann eingesetzt werden, wenn bei Eiterungsprozessen Silicea oder Calcium sulfuricum nicht zum gewünschten Erfolg führen.

Erkrankungen des Seniums	Die Beschwerden des Greisenalters sind zu einem erheblichen Teil Magnesium- und Fluorprobleme. Eine gleichzeitige Medikation etwa von Magnesium phosphoricum und Calcium fluor dürfte wegen des physiologischen Antagonismus der beiden Kationen problematisch sein. Magnesium fluoratum (D3 – 2 x täglich) zeigt Besserung bei der senilen Verlangsamung des Zellstoffwechsels (Enzymaktivierung des Magnesiums). Auch der stockende Lymphfluss in diesem Alter wird günstig beeinflusst (Fluor-Wirkung). Bei Erhöhung des Cholesterinspiegels kann es eine spezifische Therapie unterstützen. Der Cholesterinspiegel verhält sich umgekehrt proportional zum Magnesiumspiegel. Von Magnesium fluoratum ist eine echte Bereicherung der Schüßler'schen Basisreihe zu erwarten.

Weitere Anwendungsgebiete sind:

Chronisch-bakterielle Sinusitis, Fokalinfekte	Durch Strepto-, Staphylo-, Enterokokken Auch dann, wenn der Abfluss behindert ist und Calcium sulfuricum (Nr. 12) sich deswegen verbietet.
Rheumatisch-neuralgische Beschwerden	auch akute Zustände; HWS-BWS-LWS-Syndrome, Bandscheibenbeschwerden (funktionelle Erschöpfung des straffen Bindegewebes). Eine besonders interessante Indikation ist der Steißbeinschmerz; dafür bietet die biochemische Basisreihe kein Mittel an.
Leber	Chronische Hepatitis, besonders bei Fettleber; Magnesium wirkt dabei entzündungshemmend, lipolytisch, ist Enzym-Partner, desensibilisiert das mesenchymale Gewebe. Fluor hemmt die Fibrose und den zirrhotischen Gewebsumbau (in der Praxis bewährt).
Venen	Venöse Stauung mit Neigung zur Thrombose;

	Infiltration des periphlebitischen Bindegewebes.
Schilddrüse	Ähnlich Calcium fluoratum ist dieses Mittel bei allen Strumaformen angezeigt, auch bei der hyperthyreotischen Struma mit Zeichen vegetativer Dysregulation.
Psyche	Depressive Verstimmung mit Müdigkeit, Arbeitsunlust und Gereiztheit, besonders im Alter.
Modalitäten	Verschlechterung morgens, nach Schlaf und im Prämenstrum; Besserung durch mäßige Bewegung in frischer Luft.
Dosierung	D3, D4, D6, D12
	2–3 x täglich vor der Mahlzeit 2–3 Tabletten.
	In den genannten schweren Krankheitszuständen auch höhere Dosierung möglich.
Hinweis	Die Magnesiumwirkung ist in D3 (D4) deutlicher, die Fluorwirkung in D6 – (D12).

Calcium chloratum

Calciumchlorid, Calcium muriaticum

Das Serum-Kalzium liegt in drei verschiedenen Zustandsformen vor:

1. 4–5 mg% austauschbar an Proteine (Globuline) gebunden,
2. 3–4 mg% als Anion in Komplexsalzen, vorwiegend als Zitrat,
3. 2 mg% freie Calcium-Ionen.

Die beiden ersten Anteile des Blut-Calcium dienen als eine Art Reserve für die freien Kalziumionen.

Ringer gelang der experimentelle Nachweis, dass das Froschherz ausschließlich auf diesen ionisierten Anteil reagiert. Dies gilt auch für die Knochenbildung.

Der Anstieg des intrazellulären Kalziums ist der wichtigste funktionserregende Faktor der Muskelkontraktion sowie der Aktivierung der Nerven (Einstrom des so genannten »Trigger-Calciums« nach der Depolarisation).

Beim Stofftransport durch Grenzmembranen spielt Kalzium gleichfalls als Regelsubstanz eine wesentliche Rolle, wodurch auch sein anti-exsudativer Effekt eine Erklärung findet.

Die Calciumresorption im Darm erfolgt, unter Mitwirkung von Vitamin D mit Hilfe eines calciumbindenden Proteins, grundsätzlich auch aus unlöslichen Verbindungen (zum Beispiel Calcium phosphat). Die Zuführung freier Calciumionen zu den Funktionszellen über Blut und interstitielle Flüssigkeit wird allerdings besser als Chlorid erfolgen.

Calcium chloratum ist gut wasserlöslich. Seit ältesten Zeiten im Gebrauch, besonders bei lymphatischen Erkrankungen (Skrofulose), ist es in der Wirkungsweise dem homöopathischen Calcium carbonat sehr ähnlich.

Im Vergleich zu Calcium phosphoricum, welches nicht alle Kalziumwirkungen in seiner Charakteristik aufweist, wird der Kalzium-Anabolismus durch Calcium chloratum besser induziert. In der traditionellen Biochemie wurde zur Verbesserung der Calciumaufnahme nicht Calcium phosphoricum, sondern entweder Magnesium phosphoricum – zusammen mit Silicea – oder Calcium fluoratum empfohlen.

Calcium phosphoricum wirkt alkalisierend durch seine Phosphorkomponente, ist daher stoffwechseldämpfend.

Calcium chloratum wirkt stoffwechselanregend, ansäuernd – ähnlich Ferrum, was an einer gesteigerten Stickstoffausscheidung im Harn zu beobachten ist.

Die Kalium-Salze sind krasse Antagonisten des Kalziums, denn sie senken den Blut-Kalziumspiegel; beide Mineralsalze sollten daher nie zusammen verordnet werden.

Wirkungsweise und Anwendungsgebiete des Calcium chloratum

1. Das Mittel bewirkt Steigerung der Resorption des Lymphsystems; ist daher anzuwenden bei Ödemen, Anschwellungen der Extremitäten, auch solche auf nichtentzündlicher Basis (diuretischer Effekt); wirkt auf Gelenke, Bänder, Muskelscheiden, Knochenhaut.

2. Zur Hemmung schleimiger und schleimig-eitriger Sekrete (»torpide Blennorhoe«), auch sero-fibrinöser Art (wie Nr. 4 Kalium chloratum); bei lymphatischer Hyperplasie, Skrofulose, Drüsenschwellungen. Ferner: Verschleimung der Nieren, Blase und des Darmes (alte Indikationen). – Antipsorikum.

3. Es ist angezeigt bei allgemeiner Verdauungsschwäche mit großer Empfindlichkeit. Neigung zu Magenverstimmung und Erbrechen (hartnäckiges Schleimerbrechen).

4. Calcium chloratum besitzt tonisierende Wirkung auf den Herzmuskel durch Verstärkung der Systole. Es kann im täglichen Wechsel mit Nr. 5 Kalium phosphoricum (diastolische Wirkung) als herzkräftigendes Mittel eingesetzt werden,

sowie bei verlangsamter Blutzirkulation und bei Schwäche und Kraftlosigkeit der Skelettmuskulatur (frühere Indikation, »atonischer Schwäche«).

5. Es bewirkt Steigerung der vegetativen Tätigkeit von Haut und Schleimhaut, besonders bei Trockenheit und Inaktivität, bei Hautkrankheiten mit Eiterungstendenz (Akne, Furunkulose, Impetigo), besonders wenn Mitreaktion der Lymphdrüsen mit schmerzhafter Induration vorhanden ist.

6. Calcium chloratum hat (ähnlich wie Nr. 2 Calcium phosphoricum) eine dämpfende Wirkung auf die pathologische Übererregbarkeit der Nerven und wurde früher angewandt bei chronischen Nervenkrankheiten mit Krämpfen (Spasmophilie) wie: Glottiskrampf, Asthma nervosum, Nervenschmerzen, Neurosen.

7. Basedow und Thyreotoxikosen.

8. Wirkungen sind auch zu erwarten bei Allergien, wie Heufieber, allergischem Asthma, Urtikaria (klinische Verwendung bei diesen Indikationen).

Gegenanzeigen für Calcium chloratum

Angesichts seiner ansonsten sicheren und promptem Wirkung sollte es nicht eingesetzt werden bei:

- akut entzündlichen Zuständen; in diesen Fällen besser Nr. 4 Kalium chloratum;
- desgleichen nicht bei großer Empfindlichkeit und Reizbarkeit; in diesen Fällen besser Nr. 2 Calcium phosphoricum oder Nr. 5 Kalium phosphoricum.

Dosierung

Calcium chloratum D3 – Tabletten, mehrmals täglich 3–6 Tabletten, am wirksamsten in abgekochtem Wasser gelöst.

Die abendliche Gabe kann in der Regel ausgelassen werden.

In einem Wein-Wasser-Gemisch verabreicht, erzielt man eine stärkere diuretische Wirkung.

Das Eisen (Ferrum, Fe) und seine Verbindungen mit Chlor und Schwefel

Im Organismus tritt das Eisen sowohl als Baustoff (Hämoglobin, Myoglobin) als auch Funktionsstoff in Fermenten auf (zum Beispiel Warburgsches Atmungsferment, Peroxydasen, Katalasen und andere), diese dienen der Sauerstoff-Verwertung.

Die Resorptionsquote des Eisens ist hauptsächlich von der normalen Funktion der Schleimhautzellen des Darmes sowie der Galleproduktion abhängig.

Durch die Fähigkeit des Organismus, Eisen speichern zu können, ist er von der aktuellen Fe-Resorption unabhängig. Erst wenn die Depots entleert sind, entsteht genereller Eisenmangel (Eisenmangel-Anämie, Plummer-Vinson-Syndrom).

Eisen wird im RES gespeichert. Im Verlauf einer Infektion werden dem Blute und dem Knochenmark große Mengen reaktionsfähigen Eisens entzogen, selbst wenn dies auf Kosten der Hämoglobinbildung geschieht. Dieser vom RES vorgenommene Aktivierungsprozess kann als Gradmesser der körpereigenen Abwehr aufgefasst werden.

Therapeutische Substitution von Eisen in dieser Situation ist zwecklos, denn es wird sofort an Albumine gebunden und bietet darum keinerlei Infektschutz.

Die Zellen des RES sind metallophil, das heißt sie nehmen leicht Metalle auf. Eisen (und auch einige andere Schwermetalle) ist in der Lage, die zellständige, aggressive Antikörperproduktion zu blockieren. Es gibt eine Reihe von Krankheiten, die als Auto-Immunopathien gelten.

Krankheiten dieser Art sind zum Beispiel Kollagenosen, wie die Panarteriitis oder die Sklerodermie. Das bei der letztgenannten Erkrankung stereotyp empfohlene Calcium fluoratum war nach den Erfahrungen des Verfassers in allen Fällen nutzlos.

Bereits 1966 wurde über günstige Ergebnisse der »eisernen Therapie« bei primärchronischer Polyarthritis berichtet, die ebenfalls zum oben erwähnten Formenkreis gehört.

Über therapeutische Versuche oder Erfahrungen in dieser Hinsicht wird in den Veröffentlichungen zur Schüßler'schen Biochemie und Weitere nicht berichtet. Ein Blockierungseffekt des Eisens in seiner Phosphorverbindung, dem Ferrum phosphoricum, ist offensichtlich nicht beobachtet worden und wohl auch nicht zu erwarten. Allenfalls könnte ein Versuch mit Ferrum chloratum Aussicht auf Erfolg haben.

In der traditionellen Heilkunde wird Eisen seit Jahrhunderten benutzt, und zwar vorwiegend wegen seiner allgemein tonisierenden Wirkung. Zu diesem Zwecke ist Ferrum phosphoricum D3 zu empfehlen.

Die herkömmliche D12 besitzt diese Wirkung nicht, auch nicht die D6. Nur im 1. Stadium einer Entzündung ist die tonisierende Wirkung auf die Endstrombahn der Blutgefäße zu beobachten.

Dieses Phänomen ist wohl nur erklärbar durch die Tatsache, dass im entzündeten beziehungsweise verletzten Gewebe die Schmerzschwelle (und damit auch die Reaktionsschwelle) erheblich niedriger ist, weshalb zum Beispiel sonst nicht wahrnehmbare oder unbedeutende Reize als Schmerz empfunden werden.

Ferrum chloratum

Ferrum sesquichloratum

Die beste tonisierende Wirkung auf die vegetative Sphäre besitzt von allen Fe-Salzen das Ferrum chloratum (Fe Cl).

Es enthält 10 % Ferrum, ist gut wasserlöslich (hygroskopisch) und wegen seiner Lichtempfindlichkeit vor längerer Lichteinwirkung zu schützen.

Es fördert den Eisen-Anabolismus. Sein tonisierend-aktivierender Effekt zeigt sich auch an den Schleimhäuten, zum Beispiel bei Diarrhoe infolge Verdauungsschwäche, und bei chronischen Schleimhautkatarrhen.

Seit langem ist es bewährt bei Neuralgien und Kopfschmerzen, Nervosität und Unruhe.

Hufeland empfiehlt das Mittel bei der Anämie skrofulöser Kinder, Radius gegen Bleichsucht, Muskelschwäche und »Mangel an Blutenergie«.

Auch für Schwächezustände nach schweren Krankheiten ist das Mittel indiziert.

Eine alte Indikation ist die »Milzerschlaffung« mit Anschwellung und Schmerzen im linken Hypochondrium (begleitende Abdominalplethora) und bei der kongestiven Leberstauung.

Besonders geeignet ist Ferrum chloratum für sensible, blutarme Patienten mit blasser, durchsichtig wirkender Haut, in der die erweiterten Hautvenen sichtbar sind, und für Menschen mit niedrigem Tonus, schwacher Verdauung und geringer Vitalität; und schließlich für geschwächte Naturen und für Genesende mit verlängerter Rekonvaleszenz.

Dosierung Ferrum sesquichloratum D3, D6 Tabletten

3 x täglich 2–4 Tabletten in Wasser

Ferrum sulfuricum
Eisenoxydulsulfat

Dieses gut wasserlösliche Salz vereinigt in sich die Wirkeigenschaften von Eisen und Schwefel. Es ist ein schon in alten Zeiten viel gebrauchtes Mittel, als gutes Blut- und Gefäßtonikum mit besonderer Richtung auf die Kapillaren.

Die Wirksamkeit von Nr. 3 Ferrum phosphoricum D12 ist, mit Ausnahme bei Entzündungen, diesbezüglich weniger befriedigend – wohl wegen seiner Phosphorkomponente.

Ferrum sulfuricum besitzt nach alter Auffassung eine beruhigende, die Pulsspannung verbessernde Wirkung auf das Kreislaufsystem. Dadurch eignet es sich, wie Ferrum phosphoricum, zur Behandlung von Kongestionen. Die tonisierende Wirkung wurde bei Muskelschwäche (»erschlaffter Faser«), bei atonischen Schleimflüssen und Wassersucht genutzt.

Im Gegensatz zu Ferrum phosphoricum und Ferrum chloratum, deren Wirksamkeit mehr auf das arterielle System gerichtet sind, erstreckt sich die Wirkung von Ferrum sulfuricum eher auf den venösen Bereich, weshalb es sich besonders für venös-plethorische Zustände (passive Plethora) eignet.

Bewährt ist es auch bei Haemorrhagien und der Incontinentia urinae (alte Indikation).

Wegen seiner guten Verträglichkeit und Löslichkeit ist Ferrum sulfuricum zur Eisensubstitution bei Anämie beliebt. Frauen und Mädchen leiden nicht selten – wohl wegen der Eisenverluste durch die Menstruation – an einem prälatenten Eisenmangel.

Dabei ist das Knochenmark-Eisen vermindert, während die Blutwerte noch im Bereich der Norm liegen.

Kennzeichen dieses Zustandes sind: Müdigkeit, vermehrtes Schlafbedürfnis, Herzklopfen, Schwindel, vegetative Dysregulation und erhöhte Infektanfälligkeit.

Dosierung	Ferrum sulfuricum D1 – D2 – D3 Tabletten 2(–3) x täglich 2 Tabletten in etwas Wasser, etwa einen Monat lang (1 Tablette D1 enthält 25 mg 2wertigen Eisens). Diese Kur sollte 2 x im Jahr durchgeführt werden.
Homöopathisches Mittelbild	Das homöopathische Mittelbild nennt folgende Indikationen und Symptome: Pulsationen der Arterien (kapilläre und venöse Stockungen), passive Blutungen, allgemeines Hitzegefühl mit Schweißneigung (Sulfatwirkung). In den genannten niedrigen Potenzen wird die Wärmeproduktion deutlich vermehrt. Schilddrüsenüberfunktion bei anämischen, unruhigen Mädchen (Chlorose). Schwacher Magen, Aufstoßen von Speiseresten. Diese Symptome sind alte Indikationen, die nur mit niedrigen Potenzen behandelt werden können (D1 – D3).
Modalitäten	Besserung durch Wärme und im warmen Zimmer; Verschlimmerung durch Kälte und in freier Luft (im Gegensatz zu Nr. 3 Ferrum phosphoricum).

Die ergänzenden Magnesium-Mittel

Die Magnesium-Therapie ist heute weitverbreitet. Dieses Mineral hat sich geradezu als »Schlüsselsalz« für den gesamten Mineralstoffwechsel erwiesen, es vermag auch den Stoffumsatz anderer Mineralstoffe zu beeinflussen. Im Organismus ist es teilweise gegen Kalzium austauschbar, beide stehen um die Darmpassage in Konkurrenz und hemmen einander.

Alle Untersuchungen sprechen dafür, dass Magnesium seinen Wirkungsort im intrazellulären Raum (Aktivierung der meisten Enzyme) und in den Grenzmembranen innehat. Letzteres wird besonders deutlich bei seiner antiallergischen Wirkung. Im Plasma liegt Magnesium zu 55 % als freies Ion vor, der Rest ist an Eiweiße – als Phosphat, Citrat und anderes – gebunden.

Der gesamte Phosphor-Stoffwechsel, vornehmlich die Spaltung des ATP (Adenosintriphosphat – Energiebildung), läuft nur in Gegenwart von Magnesium ab.

Magnesium wirkt hemmend auf die Energiefreisetzung im Sinne einer Verwertungsblockierung sowie bei der nervösen Impulsübertragung auf die Muskelfaser und ihre Kontraktion.

Auf diese Weise besitzt es einen ökonomisierenden Effekt. Damit wird letztlich eine Einsparung von Sauerstoff erreicht. dessen unkontrollierter Umsatz, wie bekannt, nicht ganz unproblematisch ist.

Seine Anwendung bei Krämpfen, übererregter Nerventätigkeit und dem Komplex spastische Obstipation-Meteorismus (hyperkinetisches Colon-Syndrom) sind altbewährt und bereits von Schüßler genutzt worden.

Allgemeiner Magnesium-Mangel führt zur muskulären Tonussteigerung (Mg-Tetanie), wohl durch eine verstärkte Kalziumwirkung. Dabei kommt es gleichzeitig zur vermehrten Einlagerung von Kalzium in das Kollagen.

Im Gegensatz zur universitären Medizin nutzt die Schüßler'sche Biochemie nicht die ganze Fülle der therapeutischen Möglichkeiten aus, die das Magnesium bietet; sie verwendet, wie bekannt, nur das Phosphat.

Dass aber auch andere Anionen-Verbindungen eine wichtige Rolle spielen, erkennt man am Beispiel des experimentell erzeugten Herzinfarkts, der mit Magnesium chloratum verhindert werden kann. Offensichtlich ist die dem Magnesium innewohnende, intrazellulär-enzymatische Wirkung nur ausreichend mit der Chlorverbindung zu erzielen.

Magnesium chloratum

Magnesium muriaticum

Das Salz ist gut wasserlöslich. Seine Indikationen stimmen vielfach mit denen des biochemischen Funktionsmittels Nr. 8 Natrium chloratum überein, was auf das gemeinsame Cl-Ion zurückzuführen ist.

Magen-Darm-Trakt	Angezeigt bei Schwächezuständen, schneidenden Schmerzen im Magen mit Übelkeit, Aufstoßen, spastischem Meteorismus, Stechen im linken Oberbauch, hepatogene Obstipation mit trockenem und hartem Stuhl.
Lebertherapie	In der Lebertherapie zeigt es Heilwirkung auf das Leberparenchym durch seine Hemmwirkung entzündlicher Vorgänge. Möglicherweise wirkt es auch stabilisierend auf die Zellmembran.
	Magnesium chloratum ist bewährt bei chronischer Hepatitis (mit Kapselspannung, Druckgefühl, Druckschmerz der Leber,

Leberkongestion mit Verschlechterung aller Beschwerden beim Liegen auf der rechten Seite). Stauungsgallenblase (es hemmt die Gallebildung in der Leber und verstärkt die Absonderung aus den Gallenwegen).

Herz-Kreislauf Beklemmungsgefühl in der Herzgegend, Herzklopfen, Herzstiche mit Atmungshemmung – besser durch Bewegung. Die genannten Symptome sind Anzeichen einer Kongestion in den Brustraum; desgleichen treten sie beim hyperkinetischen Herzsyndrom auf.

Häufig ist das Leiden konsensuell bedingt. Bei vorliegender Pfortaderstauung ist diese gleichzeitig zu behandeln.

In jedem Falle sollte das Mittel schon frühzeitig mit nicht zu niedriger Dosierung verabreicht werden. Klinisch wird zur Vor- und Nachsorge des Herzinfarkts von Magnesium häufiger Gebrauch gemacht. Nr. 7 Magnesium phosphoricum ist zu diesem Zwecke weniger gut geeignet.

Nervensystem Körperliche Unruhe, Nervenschwäche, Neuralgien, neuralgischer Kopfschmerz.

Quergestreifte Muskulatur Spastische Muskelschmerzen in Schulter, Rücken, Lendengegend. Hier wirkt Magnesium chloratum besser als Nr. 7 Magnesium phosphoricum; Letzteres ist jedoch an der glatten Muskulatur wirksamer.

Harnwege Herabgesetzte Sensibilität der Harnblase mit Schwäche der Blasenmuskulatur, Harndrang, Harnabgang nur unter Anwendung der Bauchpresse.

Haut Sensibilitätsstörungen mit Berührungsempfindlichkeit, Pruritus.

Allergische Zustände Allergische Zustände der oberen Luftwege, Heuschnupfen, wässrig-schleimiges Sekret.

Dosierung Magnesium chloratum wird in niedrigen Potenzen verordnet

(D2 – D3 – D6) mehrmals täglich 2–4 Tabletten oder vor dem Schlafengehen 6–8 Tabletten in Wasser gelöst.

Auf morgendliche Gaben kann, von dringenden Fällen abgesehen, verzichtet werden.

Magnesium sulfuricum

Magnesiumsulfat, Bittersalz

Es ist gut wasserlöslich und steht in seiner Wirkung dem biochemischen Funktionsmittel Nr. 10 Natrium sulfuricum nahe (gemeinsames Sulfat-Anion). Es steigert die Ausscheidungsfunktionen.

Besonders geeignetes Magnesiumsalz, wenn die Beschwerden in Intervallen auftreten.

Es galt früher als Antipsorikum sowie als »schwächendes« Mittel bei Fieber.

Kopf	Nervöse Kopfschmerzen, Ohrgeräusche, Augenbrennen, Fließschnupfen.
Herz	Kurzatmigkeit, Stechen in der Herzgegend, nächtliches Erwachen mit Herzklopfen.
Gallenwege	Das Mittel besitzt die von allen Magnesiumsalzen deutlichste Wirkung auf das Gallesystem.
	Entzündliche und katarrhalische Gallenwegserkrankungen (siehe auch Nr. 4 Kalium chloratum), Fettintoleranz.
	Besonderer Hinweis: Bei Gallenschmerzen und beginnender Gallenkolik 10–20 Tabletten Magnesium sulfuricum D3 (eventuell D1 – D2) in heißem Wasser gelöst, schluckweise trinken.
	Nach Bedarf viertelstündlich wiederholen.
Magen-Darm-Trakt	Entzündliche Reizungen der intestinalen Schleimhäute, Gastroenteritis mit spasmophiler Diathese, Abdominalplethora, Haemorrhoidalbeschwerden.
Harnwege	Stiche und Brennen in der Harnröhre nach dem Wasserlassen, Harn trübe, Ziegelmehlsediment.
Stauungen im kleinen Becken	Kongestive Prostatabeschwerden, uterine Kongestion mit Dysmenorrhoe und Kreuzschmerzen.
	Rheumatoide Muskelschmerzen, nächtliches Hautjucken.
Dosierung	In dringenden Fällen D1 – D2, sonst D3 – D6 mehrmals täglich 2–4 Tabletten

Biochemische Salben

Schüßler hat die biochemischen Salze auch äußerlich angewandt. Schon vor Jahrzehnten wurden sie von verschiedenen Firmen in Salbenform hergestellt. In geeigneten Fällen kann die innerliche Behandlung mit ihnen unterstützt werden. Von Fall zu Fall wird die biochemische Salbe dem zur oralen Anwendung verordneten biochemischen Mittel entsprechen; es kann aber auch eine andere Salbe zweckmäßiger sein. Die wichtigsten Anwendungsgebiete sind jedoch die Krankheitserscheinungen der Haut. Analog der innerlichen Anwendung der biochemischen Mittel sind die Indikationen weniger durch die klinischen Bezeichnungen der Krankheiten zu definieren als vielmehr durch die Spezifität des pathologischen Vorganges. Es ist daher das unter dem Kapitel »Systemerkrankungen« Exsudate – Transsudate – und Hauterkrankungen aufgeführte nachzulesen.

Formen der Applikation der Biochemischen Salben:

1. Leichtes Auftragen
2. Auftragen und Einmassieren
3. Salbenverband über Nacht
4. Dauerverband über längere Zeit
5. Applikation auf die Nasenschleimhaut bei Erkrankungen des Nasenrachenraumes und bei Nebenhöhlenerkrankungen

Die biochemischen Salben werden mit einer fetthaltigen Grundlage hergestellt. Dadurch sind einige Kontraindikationen zu beachten: zum Beispiel akutes Ekzem, fettunverträgliche Unterschenkelgeschwüre und so weiter. Ebenso dürfen Salben, sofern sie Vaseline enthalten, nicht im Kopfhaar verwendet werden, weil Vaseline nicht verseifbar und deshalb kaum zu entfernen ist (Packungsaufschrift beachten).

In diesen Fällen kann man 10–20 Tabletten in Wasser auflösen und als feuchten Umschlag oder feuchte Kammer anwenden.

Biochemische Salbe Nr. 1
Calcium fluoratum

Calcium fluoratum fördert die Bildung elastischer Fasern des Bindegewebes und hemmt dessen kollagenen Umbau; es hemmt die Keratinsynthese.

Anwendungsgebiete:
Hyperkeratose (Erweichung harter Krusten chronischer Ekzeme et cetera), Fissuren, verhärtete Lymphknoten, Bänderschwäche, Kapselschrumpfung arthrotischer Gelenke (nächtliche Salbenpackung).

Knoten der Brustdrüsen (nach vorherigem Ausschluss eines bösartigen Prozesses), harte Krampfaderknoten, Frostbeulen im nichtentzündlichen Stadium, Narbenpflege.

Bei schwer heilenden Geschwüren hat sich sanftes Einmassieren der Salbe Nr. 1 in die Ulcusumgebung bewährt.

Bei gelegentlich schmerzhaft pulsierenden Schläfenarterien älterer Patienten ist die lokale Anwendung dieser Salbe empirisch bewährt (Abklärung Arteritis temporalis!).

Calcium fluoratum-Salbe ist seit vielen Jahren zu kosmetischen Zwecken für die gesunde Gesichtshaut beliebt.

Biochemische Salbe Nr. 2
Calcium phosphoricum

Calcium phosphoricum fördert Knochenwachstum und -reifung. Es ist ein Regulativ bei der Eiweißsynthese der Zellgewebe.

Anwendungsgebiete:

Bei Knochenfrakturen zur Beschleunigung der Kallusbildung, Schmerzen alter Knochenbrüche bei Wetterwechsel, bei Kindern so genannte Wachstumsschmerzen in den langen Röhrenknochen, besonders der Unterschenkel, sowie Belastungsschmerzen, besonders an den Symphysen.

Neigung zum Schwitzen an Händen und Füßen, chronische Ekzeme mit weißgelblichen Absonderungen und Krustenbildung, skrofulöse Hautausschläge,

Ernährungsstörungen der Haut, Neigung zu Wundsein und Aufliegen – auch zur Vorbeugung, Pruritus ani, Schwellungen der Gelenke, sofern diese warm sind.

Bewährt hat sich diese Salbe ferner bei Schmerzen mit Taubheitsgefühl oder Kribbeln, besonders bei kaltem Wetter und mit nächtlicher Verschlimmerung.

Biochemische Salbe Nr. 3 Ferrum phosphoricum

Ferrum phosphoricum reguliert den Tonus der Muskulatur und wirkt in dieser Weise besonders auf die Gefäßmuskulatur.

Anwendungsgebiete:
Akute Entzündungen, mit den Kennzeichen Rötung, Schwellung, Brennen und Spannungsgefühl, sofern Fettverträglichkeit gegeben ist.

Sonnenbrand, Panaritium, schmerzhafte Hämorrhoidalknoten, Verbrennungen ersten Grades, banale Wunden und Verletzungen.

Zur sanften Massage bei Quetschungen und Verstauchungen, zur Nachbehandlung von Verrenkungen. Frische Blutergüsse. Nach Abklingen der Schmerzen jedoch zur besseren Resorption des Ergusses die biochemische Salbe Nr. 11 – Silicea anwenden.

Zur Massage bei Gelenkschmerzen mit Schwellung und Rötung, auch bei Gicht.

Beliebt ist die Salbe als Massagemittel bei kalten Füßen.

Bei brennenden und geröteten Augenlidern infolge Überanstrengung sind diese vor dem Schlafengehen sanft zu bestreichen.

Versuchsweise auch als Massagemittel bei hypertoner Skelettmuskulatur. Diese Salbe ist die am häufigsten gebrauchte. Sie sollte möglichst frühzeitig zur Anwendung gelangen.

Biochemische Salbe Nr. 4
Kalium chloratum

Kalium chloratum ist das Mittel für das 2. Entzündungsstadium sowie für fibrinöse Entzündungen und fibrinhaltige Ergüsse. Die biochemische Salbe Nr. 4 kann meist auf die Salbe Nr. 3 folgen.

Anwendungsgebiete:
Frisch verheilte Wunden zur besseren Narbenbildung; mit Vorsicht bei subakuten Ekzemen wegen möglicher Fettunverträglichkeit.

Andere Hautausschläge mit hellen Borken oder mehlartigen Belägen. Zur Einreibung bei Sehnenscheidenentzündungen sowie Gelenkschwellungen nach Sturz oder langdauerndem Druck. Schmerzhafte Frostbeulen.

Biochemische Salbe Nr. 5
Kalium phosphoricum

Kalium phosphoricum ist das Hauptmittel für die Erhaltung der Zellen und Gewebe und für die Nervenfunktion.

Anwendungsgebiete:
Schlecht heilende Wunden und Geschwüre, Gewebsquetschungen, alle Hautschäden mit stinkender Absonderung, zur Massage der Extremitäten nach Überanstrengung oder bei Schwäche, wie Schreibkrampf, Wadenkrampf, auch bei solchen Muskelkrämpfen, die durch Krampfadern bedingt sind. Ein Versuch ist angezeigt bei Nervenschmerzen und bei der Alopecia areata.

Biochemische Salbe Nr. 6 Kalium sulfuricum

Kalium sulfuricum ist das Hauptmittel für das 3. Entzündungsstadium sowie das Funktionsmittel der epithelialen Gewebe.

Anwendungsgebiete:
Hautschäden mit eitrig-schleimigen Absonderungen. Eiternde, nicht stinkende Wunden, nach Verbrennungen 2. Grades, Kopfgrind.

Bei chronischer Rhinitis mit gelb-schleimiger Absonderung kann die Applikation einer erbsengroßen Menge dieser Salbe in die Nase empfohlen werden. Bei chronischer Lidrandentzündung (Blepharitis) sind die Lidränder mehrmals täglich zu bestreichen, bei pustulösen und papulösen Hautausschlägen ist ein Salbenverband angezeigt.

Die Kalium-sulfuricum-Salbe ist ein ausgezeichnetes Hautpflegemittel bei Disposition zu unreiner Haut und Follikulitis.

Biochemische Salbe Nr. 7 Magnesium phosphoricum

Magnesium phosphoricum hemmt die neuromuskuläre Impulsübertragung und erniedrigt den Muskeltonus.

Anwendungsgebiete:
Bei Krampfzuständen der quergestreiften Muskulatur (Wadenkrampf et cetera) die Salbe reichlich und kräftig einmassieren.

Bei Krämpfen und Koliken im Abdomen sanft, kreisförmig einreiben; bewährt bei Magenkrämpfen, krampfartigen Schmerzen der Blase und Kolikschmerzen des Dickdarmes. Im letzteren Falle dem Kolonverlauf in Richtung der Peristaltik folgend einreiben. Anwendung auch als Gleitmittel bei der Kolonmassage nach Vogler.

Günstige Wirkung bei Neuralgien der Gliedmaßen, des Nackens und der Schultern bei Schmerzen und Verspannung.

Ein Versuch lohnt oft bei Gesichts- und Interkostalneuralgie, ferner bei Zittern und Zucken der Extremitäten (bei Misserfolg Nr. 3 – Ferrum-phosphoricum-Salbe versuchen).

Bei vom Nacken aufsteigenden Kopfschmerzen sowie angiospastischer Migräne mit Druckempfindlichkeit des hinteren, unteren Schädelrandes – Massage der Kopfschwarte.

Bei Afterschließmuskelkrampf und Pruritus ani – Einreibung der Afterumgebung und vorsichtiges Einbringen der Salbe in den Mastdarm in der Umgebung des Sphinkters.

Biochemische Salbe Nr. 8 Natrium chloratum

Natrium chloratum reguliert den Flüssigkeitshaushalt der Gewebe.

Anwendungsgebiete:
Leider wird die Salbe infolge ihres Fettgehaltes auf nässenden Hautausschlägen meist schlecht vertragen. In diesem Falle ist eine Tablettenauflösung von Natrium chloratum D 3 oder D 6 vorzuziehen.

Günstige Ergebnisse bei Blasenausschlag (wasserheller Inhalt), trockene Ausschläge mit weißlichen Schuppen, Seborrhoe, Akne an der Stirnhaargrenze, Pubertätsakne, chronische Urtikaria, spröde Fingernägel.

Schüßler empfiehlt die äußere Anwendung von Natrium chloratum bei Gürtelrose.

Bei Fließschnupfen eine erbsengroße Menge der Salbe auf die Nasenschleimhaut bringen und in der Nase verteilen.

Biochemische Salbe Nr. 9 Natrium phosphoricum

Natrium phosphoricum fördert die Ausschwemmung saurer Endprodukte des Stoffwechsels und reguliert den Fettstoffwechsel der Gewebe.

Anwendungsgebiete:
Bläschenausschlag mit honiggelbem Inhalt, die knotig-eitrige Form der Akne vulgaris (Anwendung im Wechsel mit Silicea-Salbe).

Anschwellung der Talgdrüsen, Lymphknotenschwellungen bei harnsaurer Diathese, dergleichen bei Kindern mit sauren Schweißen, Milchschorf und anderen skrofulösen Hautausschlägen.

Gelegentlich hilfreich bei rheumatischen Schwellungen der kleinen Gelenke.

Biochemische Salbe Nr. 10 Natrium sulfuricum

Natrium sulfuricum fördert den Säftestrom der mit Stoffwechsel-Endprodukten beladenen Körperflüssigkeiten.

Anwendungsgebiete:
Hautausschläge mit gelblich-wässriger, gelbgrüner oder grünlich-eitriger Absonderung.

Hautausschläge mit gelblichen Schuppen (nicht Krusten!).

Frostbeulen (frische).

Bei stockendem Schnupfen und Stirnhöhlenkatarrh mit Druckgefühl – Salbe in die Nasenhöhle einbringen.

Biochemische Salbe Nr. 11 Silicea

Dieses Mittel mit dem größten Wirkungskreis steht in besonderer Beziehung zum Bindegewebe; sowohl zu den Bindegewebszellen als auch zu den Fasern und der Grundsubstanz. Demgemäß umfangreich ist die Liste der Indikationen, die notgedrungen in dieser Aufstellung unvollständig sein muss.

Anwendungsgebiete:
Abszesse, Gewebseiterungen, Geschwüre, Panaritium, Furunkulose, Eiterpusteln, wie überhaupt alle eitrigen Entzündungen der Haut.

Insbesondere sei auf gute Erfolge bei Onycholysis und Nagelpsoriasis hingewiesen.

Ulcus cruris, sofern überhaupt Salbenverträglichkeit besteht. Bei schwerheilenden Wunden mit mangelhafter Granulation kann mit dieser Salbe oft noch Hilfe geleistet werden.

Bei Verhärtungen und zur Narbenbehandlung.

Bei Fußschweiß mit Zwischenzehenmycosen.

Salbenverbände bei degenerativen Gelenkerkrankungen mit Verhärtung des Bandapparates können empfohlen werden.

Nackenkopfschmerz mit Knirschen der Halswirbelsäule und schmerzhafter Bewegungseinschränkung sprechen gut auf Einreibungen mit der Silicea-Salbe an.

Zur Hautpflege bei trockener beziehungsweise frühzeitig alternder Haut wird die Salbe seit vielen Jahren erfolgreich gebraucht. Längere Anwendung, abends vor dem Schlafengehen – besonders nach Entfernung kosmetischer Mittel – ist notwendig.

Biochemische Salbe Nr. 12 Calcium sulfuricum

Calcium sulfuricum ist das Mittel für entzündliche Gelenkerkrankungen und langwierige eitrige Entzündungen.

Anwendungsgebiete:
Eitrige Hauterkrankungen wie Furunkel und Abszesse; Krustenbildungen und Verklebungen; Kopfgrind; langwierige, hartnäckige Akne; Beingeschwüre; eitrige Stirn- und Nebenhöhlenentzündungen; langwierige Bronchitis mit gelb-grünem Auswurf (auf die Brust auftragen); rheumatische Gelenkentzündungen; Lymphknotenentzündungen. Vorsichtige Dosierung bei Verdacht auf fokale Herde, da evtl. ein Herd aktiviert werden kann.

Calcium sulfuricum wirkt aktivierend auf abgekapselte Eiterungsprozesse, so dass der Eiter vom Körper nach außen abgeführt wird. Deshalb wirkt Calcium sulfuricum erfolgreich, wenn eine Abflussmöglichkeit für den Eiter vorhanden ist.

Calcium sulfuricum bringt Entzündungen zum Abschluss. Es unterstützt den Abtransport der Abbauprodukte. Es fördert die Ausscheidung und Entgiftung.

Therapeutische Beispiele

Zwischen der letzten Ausgabe der »Abgekürzten Therapie« Schüßlers und der heutigen Zeit sind über einhundert Jahre vergangen. Vieles hat sich inzwischen geändert. Die Krankheitsbilder der Menschen haben sich verstärkt auf andere Gebiete verlagert; manche Krankheiten sind, dank der modernen Medizin, bedeutungslos geworden. Darum soll zuletzt die Handhabung der Biochemie anhand aktueller praktischer Beispiele aufgezeigt werden.

Die biochemische Behandlung von Stressfolgen

Für dieses Indikationsgebiet reicht oft eine rein biochemische Therapie aus, wenn sie systematisch über eine längere Zeit durchgeführt und durch eine zweckmäßige, vernünftige Lebens- und Ernährungsweise ergänzt wird.

Das Hauptmittel ist Nr. 5 Kalium phosphoricum.

Erhöhte Reizbarkeit, nervöse Erschöpfung, Schlaflosigkeit, Überempfindlichkeit der Sinnesorgane – insbesonders gegen Licht, Lärm, Berührung, Schmerz, Tremor, Schweißausbrüche, Melancholie, mehrmals täglich 4 Tabletten D3–D6.

Bei Einschlafstörungen zusätzlich: Nr. 7 Magnesium phosphoricum D3. Unmittelbar vor dem Schlafengehen 8–10 Tabletten in heißem Wasser gelöst schluckweise trinken.

Das Überforderungssyndrom der Kinder

Typische Befindensstörungen: müdes, mattes Verhalten, vermindertes Auffassungsvermögen, trotz normaler Intelligenz.

In ausgeprägten Fällen: Schwächezustände und gelegentliches Fieber, ohne erkennbare Ursache. Nr. 5 Kalium phosphoricum D6 – mehrmals täglich 2–4 Tabletten.

Bei Besserung: im täglichen Wechsel mit Nr. 2 Calcium phosphoricum D6.

Einschlafstörungen: Nr. 7 Magnesium phosphoricum siehe oben.

Bei Nachtschweißen der Kinder als Stressfolge: Nr. 2 Calcium phosphoricum D 6 6–10 Tabletten in heißem Wasser gelöst vor dem Schlafengehen. (Ausnahme! Calcium phosphoricum sollte sonst nicht zu dieser Zeit verabreicht werden.) Kalte Wadenwickel können anfangs unterstützen.

Jugendliche Morgendepression

Abmagerung trotz guten Appetits, oft uncharakteristische seelische Verstimmung.

Nr. 8 Natrium chloratum D6.

Morgens und abends 4–6 Tabletten.

Jugendlicher Erethismus

Kopfschmerzen, Anämie, Energiemangel, hektisches Verhalten, Unruhe, Beschäftigungsneurosen.

Nr. 2 Calcium phosphoricum D3 – D6.

Tagsüber: mehrmals 2–4 Tabletten.

Nicht vor dem Schlafengehen wegen physiologischen Absinkens des Ca-Spiegels; dafür Nr. 7 Magnesium phosphoricum D3 siehe oben.

Hypertone Regulationsstörung

Bei geringen Anstrengungen oder Erregung Blutdruckanstieg mit vergrößerter Amplitude, stark klopfendem Puls, Kongestionen in den Kopf- oder Brustraum mit Beengungsgefühlen:

Nr. 3 Ferrum phosphoricum D 6 – zweistündlich 2–4 Tabletten über längere Zeit.

Bei grenzwertig erhöhtem systolischen Blutdruck: Magnesium chloratum D3 – mehrmals täglich 4–6 Tabletten.

(Magnesium ist Gegenspieler des Calcium am Herzmuskel. Magnesium phosphoricum vorsichtig anwenden. Es begünstigt die Calcium-Bilanz!)

Erhöhte Blut-Harnsäurewerte

Leicht erregbar, aufbrausend, Hyperazidität des Magens, erhöhte Entzündungsneigung.

Nr. 9 Natrium phosphoricum D3 – mehrmals täglich 4 Tabletten

Charakteristisch: Körperliche Anstrengungen wirken verschlimmernd. (Als Stressfolge eigentlich ungewöhnlich.)

Störungen im Bereich der Gallenwege	Erhöhte Affektivität, Konfliktverhalten, Ärgersymptomatik, Hypochondrie. Nr. 4 Kalium chloratum D3 – mehrmals täglich 4 Tabletten. Bei krampfartigen Schmerzen im Oberbauch: Nr. 7 Magnesium phosphoricum – 10 Tabletten in heißem Wasser schluckweise trinken, unter Umständen mehrmals hintereinander. Nach Abklingen der nervösen Erscheinungen: Magnesium sulfuricum D3 – mehrmals täglich 4–6 Tabletten mehrere Wochen lang.
Nebennierenrindenschwäche als Stressfolge	Besonders Frauen – virile Merkmale, Akne-ähnliche Hautausschläge; unterstützend zur sonstigen Behandlung: Nr. 8 Natrium chloratum D6 – mehrmals täglich 4 Tabletten.
Aerophagie (nervöses Luftschlucken)	Neurotisch, »innerlich verkrampft«, meist familiärer Stress. Morgens: Nr. 5 Kalium phosphoricum D6 – 4 Tabletten. Tagsüber und vor dem Schlafengehen 4–8 Tabletten in heißem Wasser gelöst.
Gedächtnisschwäche als Stressfolge	Regelungsdefekt der Gehirndurchblutung nach geistiger Überanstrengung, Erschöpfung, Störungen der Assoziation mit Verwechseln der Worte, häufigem Versprechen. Nr. 5 Kalium phosphoricum D3 – D6 Nr. 2 Calcium phosphoricum D3 – D6 im täglichen Wechsel zu je 3 x täglich 4–6 Tabletten.
Bei Kopfkongestionen-	Bei angestrengtem Nachdenken (Personen, denen das Blut leicht zu Kopfe steigt). Typisches Symptom: Trotz Müdigkeit und Schlafbereitschaft entsteht Unruhe und Gedankenzudrang im Moment des Niederlegens. Nr. 3 Ferrum phosphoricum D6 – D12 – mehrmals täglich und vor dem Schlafengehen 2–4 Tabletten.

Die biochemische Behandlung von Infekten

Als »Infekt« bezeichnet man die mikrobielle Besiedlung des sterilen Inneren eines Organismus. Dadurch wird die körpereigene Abwehr herausgefordert. Dem Eindringen der Erreger wird auf verschiedenen Ebenen mit unterschiedlichen Abwehrmitteln Widerstand geleistet:

a) durch die Schleimhäute,

b) durch die serösen Häute.

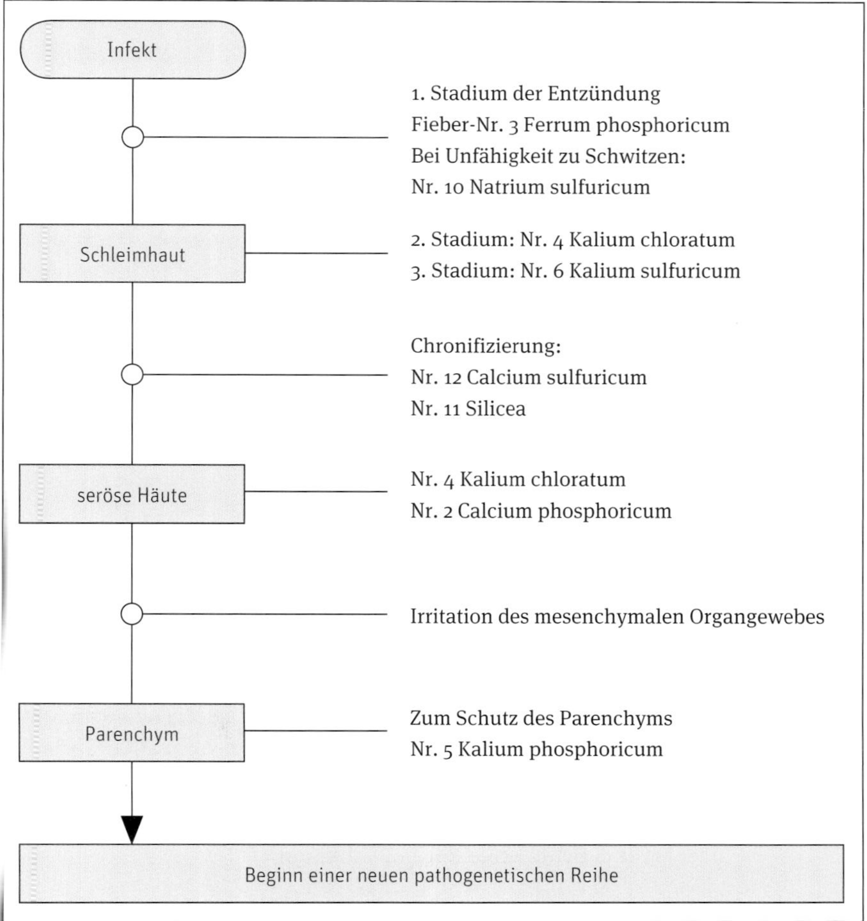

Abb. 23: Biochemische Therapie – Infekt

Werden diese Barrieren von den Erregern überwunden, so erkrankt unmittelbar das funktionelle Gewebe (Parenchym), dessen Abwehrmöglichkeiten nur beschränkt sind. Die Temperatur-Führungsgröße wird zentral höhergestellt (Fieber – respektive erneutes Ansteigen des Fiebers).

War im Anfang Ferrum phosphoricum (Nr. 3 unter anderem) zur Unterstützung der Vasomotorenregulation ausreichend, so ist nun Kalium phosphoricum (Nr. 5), als Mittel des Zellschutzes, in häufigen Gaben erforderlich.

Folgende weitere Verordnungen sind zu empfehlen:

Fieber mit trockener Haut und Schleimhaut	Nr. 3 Ferrum phosphoricum alle 10 Minuten 1–3 Tabletten oder 20 Tabletten in einem Glas heißem Wasser gelöst, schluckweise trinken. Jedesmal umrühren!
Unfähigkeit zum Schwitzen	Nr. 10 Natrium sulfuricum 10 Tabletten in heißem Wasser ge-löst, mehrmals hintereinander
bei Fieber über 39° als Zeichen einer so genannten parenchymatösen Entzündung	Nr. 5 Kalium phosphoricum je nach Schwere – alle 10 Minuten 2–4 Tabletten oder 20 Tabletten in heißem Wasser gelöst, schluckweise trinken. Umrühren!
weiß bis weißlich-graues zähes, fadenziehendes Schleimhautsekret	Nr. 4 Kalium chloratum 1/4 stündlich 2–4 Tabletten
gelb-schleimiges Schleimhautsekret	Nr. 6 Kalium sulfuricum stündlich 2–4 Tabletten
albuminös-durchsichtiges Schleimhautsekret	Nr. 2 Calcium phosphoricum stündlich 2–4 Tabletten.

Die biochemische Behandlung des Kopfschmerzes

(Mögliche Grundleiden beachten!)

Nr. 1 Calcium fluoratum	Schmerzhafte Nackenmuskulatur. Knacken und Reibegeräusche in der Halswirbelsäule beim Bewegen des Kopfes. Besserung durch Wärme und Massage, Verschlechterung durch Kälte.
Nr. 2 Calcium phosphoricum	Schmerzen von der Stirn zu Hinterhaupt und Nacken ziehend mit Kältegefühl. So genannter »Schulkopfschmerz« nach geistiger Überanstrengung. Besserung durch Wärme, Verschlechterung nachts und bei Übergang zu nasskaltem Wetter.
Nr. 3 Ferrum phosphoricum	Kongestive Kopfschmerzen über Augen und Stirn, mit Klopfen, Stechen und Hitzegefühl. Gesicht rot, gelegentlich Nasenbluten. Besserung durch Kälte oder kalte Aufschläge. Verschlechterung durch Wärme, Kopfbewegungen und besonders Bücken.
Nr. 4 Kalium chloratum	Seltenes Mittel, versuchsweise bei Migräne.
Nr. 5 Kalium phosphoricum	Nervöser Ermüdungskopfschmerz nach geistigen Überanstrengungen, meist im Nacken beginnend (im Gegensatz zu Nr. 2 Calcium phosphoricum). Blasses Gesicht (im Gegensatz zu Nr. 3 Ferrum phosphoricum). Oft mit Schwindel und Ohrensausen; versuchsweise bei Migräne. Besserung durch Wärme, Verschlechterung durch Kälte.
Nr. 6 Kalium sulfuricum	Kopfschmerzen bei verminderter Sauerstoffaufnahme, bei dickschleimigen Katarrhen der oberen Luftwege. Besserung in frischer Luft, Verschlechterung gegen Abend, in geschlossenen Räumen mit schlechter Luft.

Nr. 7 Magnesium phosphoricum	Migräneartiger, krampfhafter Kopfschmerz mit Übelkeit und Augenflimmern. Auch neuralgische Formen mit Berührungsempfindlichkeit der Kopfhaut. Besserung durch warme Einpackungen, Verschlechterung durch Kälte.
Nr. 8 Natrium chloratum	Infraorbitalneuralgie, vorwiegend einseitig, mit Sehstörungen. Beginn des Schmerzes morgens, meist den ganzen Tag über anhaltend, mittäglicher Höhepunkt. Wetterfühlige, schlaflose Menschen. Über Hämmern und Zersprengungsgefühl des Schädels mit begleitender Übelkeit wird meist berichtet. Besserung durch trockenes, warmes Wetter und Schwitzen, Verschlimmerung durch Tiefdruck-Wetterlage sowie starke Sonnenhitze.
Nr. 9 Natrium phosphoricum	Kopfschmerzen in Stirn und Hinterkopf bei Ausscheidungsgastritis dyspeptische Beschwerden, Meteorismus), die meist im Zusammenhang mit Diätfehlern auftreten. Begleitendes Hitzegefühl ist häufig. Verschlechterung bei feuchtkalter Witterung.
Nr. 10 Natrium sulfuricum	Beschwerden wie bei Nr. 9 Natrium phosphoricum. Überempfindlichkeit gegen Geräusche und Licht. Druckgefühl in der Stirn; dabei melancholische Stimmung. Das Mittel ist sehr gut geeignet zur Behandlung von Kopfschmerzen nach Schädeltraumen, auch wenn das Ereignis schon Jahre zurückliegt. Besserung durch Ruhe, Verschlechterung durch Kälte und Feuchtigkeit jeglicher Art.
Nr. 11 Silicea	Zusatz- respektive Wechselmittel bei allen chronischen Kopfschmerzformen. Häufiger Sitz im Nacken und Hinterkopf, oft von Augen- und Labyrinthsymptomen begleitet. Starkes Kältegefühl, empfindliche Kopfhaut. Besserung durch warmes Einhüllen des Kopfes, Verschlimmerung durch Kälte.

Die biochemische Therapie psycho-somatischer Krankheitsbilder

Das Flussdiagramm (S. 149) zeigt die Ablaufkette einiger typischer Verhaltensmuster und ihre Transformation in die Regelungsvorgänge bestimmter Funktionen.

Psychische Stimmungen erregen korrelativ determinierte Verhaltensstrategien, die während der frühen Zeiten der menschlichen Entwicklung noch durchaus sinnvoll waren. Ihre Freisetzung diente der Situationsbewältigung; ihre Hemmung gegenüber den Artgenossen sicherte die Stabilität der Sozialgemeinschaft. Die Lebensumstände in einer Massengesellschaft übersteigen jedoch mehr oder weniger das angeborene Vermögen des Individuums zu entsprechender Anpassung und Einsicht in die Gegebenheiten unserer zunehmend anonymen Gesellschaftsstruktur. Frustrationen und soziale Sperren überwiegen heute weitaus die Möglichkeiten, individuelle Motivationen zu realisieren. Es kann unter diesen Umständen nicht wundernehmen, dass zunehmend psychoid-somatische Krankheitserscheinungen das Terrain beherrschen. Die alte Hoffnung, derartige Leiden würden sich »nur« im funktionellen Bereich manifestieren, wird täglich durch die Praxis drastisch widerlegt. Sie sind in ihren Vorstadien klinisch schwierig zu bestimmen. Es ist nur eine Frage der Konstitution und der Zeit, wann auch organische Veränderungen in Erscheinung treten. Die biochemischen Vorschläge auf dem Flussdiagramm können darum nicht für die gesamte pathogenetische Reihe Anspruch auf Gültigkeit erheben und sind vorwiegend für die funktionellen Anfangsstadien oder zur Unterstützung weiterreichender Behandlungsmaßnahmen bestimmt.

Erläuterungen zum Flussdiagramm (S. 149):
Funktionelle Abläufe unterliegen hochkomplexen Regelungsvorgängen, die durch spezifische Reize aus der Innen- und Außenwelt (Informationen) bestimmt werden (endogener und exogener Input). Im organisatorischen Zentrum des Zentralnervensystems finden auf der hypothalamischen Ebene die Auswertung und Beurteilung der eingehenden Informationen statt. Dabei müssen teils biologische Zwänge (zum Beispiel Hunger), teils endogene Motivationen (zum Beispiel Ruhe- oder Aktivitätsbedürfnis) vorrangig Berücksichtigung finden. Das Ergebnis wird selten ideal ausfallen und in der Regel lediglich eine Kompromissentscheidung darstellen. In der nächsten Stufe erfolgen emotionale und vegetative Operationen, die der Anpassung oder aktiven Bewältigung der Situation dienen sollen. Diese beiden Operationen stehen grundsätzlich in korrelativer Beziehung zueinander und nicht, wie oft fälschlich dargestellt, im Sinne einer Kausalkette (die vegetativen Abläufe im Flussdiagramm wurden der besseren Übersichtlichkeit wegen weggelassen).

Die wichtigsten emotionalen Antriebe wie der Aggressions-, Flucht- und orale Antrieb fanden Berücksichtigung.

Zur Situationsbewältigung wird gegebenenfalls ein erhöhter Muskeltonus bereitgestellt oder die Fluchtreaktion vorbereitet. Diese Strategien sind solange sinnvoll, wie sie im Ermessen der Person stehen. Gerade das ist heute kaum mehr der Fall – sie bleiben bereits im »Ansatz« stecken und haben ihren Sinn, das Individuum zu schützen und zu bewahren, eingebüßt. Andere Antriebe unterliegen wegen Undurchführbarkeit beziehungsweise Vorliegens angeborener Barrieren endogenen Hemmungsmechanismen und münden in funktionelle Übersprungs- oder Ersatzreaktionen ein (zum Beispiel oral-rezeptiver Übersprung).

Beim Zustandekommen zweier gleichwertiger Antriebe (Aggressions- und Fluchttrieb) entsteht Konfliktverhalten, welches – besonders bei weiblichen Personen – Dyskinesien der Gallenwege mit Unterbrechung des Galleflusses zur Folge haben kann (so genannte »Ärger-Symptomatik«). Es ist eine im Grund ausweglose Situation entstanden; was übrig bleibt, sind die nun sinnlos gewordenen Abweichungen von der normalen Funktion.

Die vorletzte untere Diagramm-Reihe zeigt einige der häufigsten Symptome, die zunächst nur gelegentlich auftreten, letztlich aber in einen Dauerzustand übergehen. Der Zusammenhang mit den Ausgangsbedingungen ist dann nicht immer leicht zu erkennen und erfordert sorgfältiges und gleichzeitig behutsames Vorgehen beim Erstellen der Anamnese; nicht zuletzt jedoch Vertrauen und menschliche Anteilnahme.

Die Lösung des Problems kann, wenn überhaupt, nur in einer Ganzheitstherapie zu finden sein, in der die Verbesserung des konstitutionellen Konzepts und eine Ordnungstherapie der Lebensbedingungen die wichtigsten Schwerpunkte darstellen.

Die Schüßler'sche Biochemie kann dabei eine Hilfe sein, wenn auch – wie dargelegt – keine Endlösung anbieten.

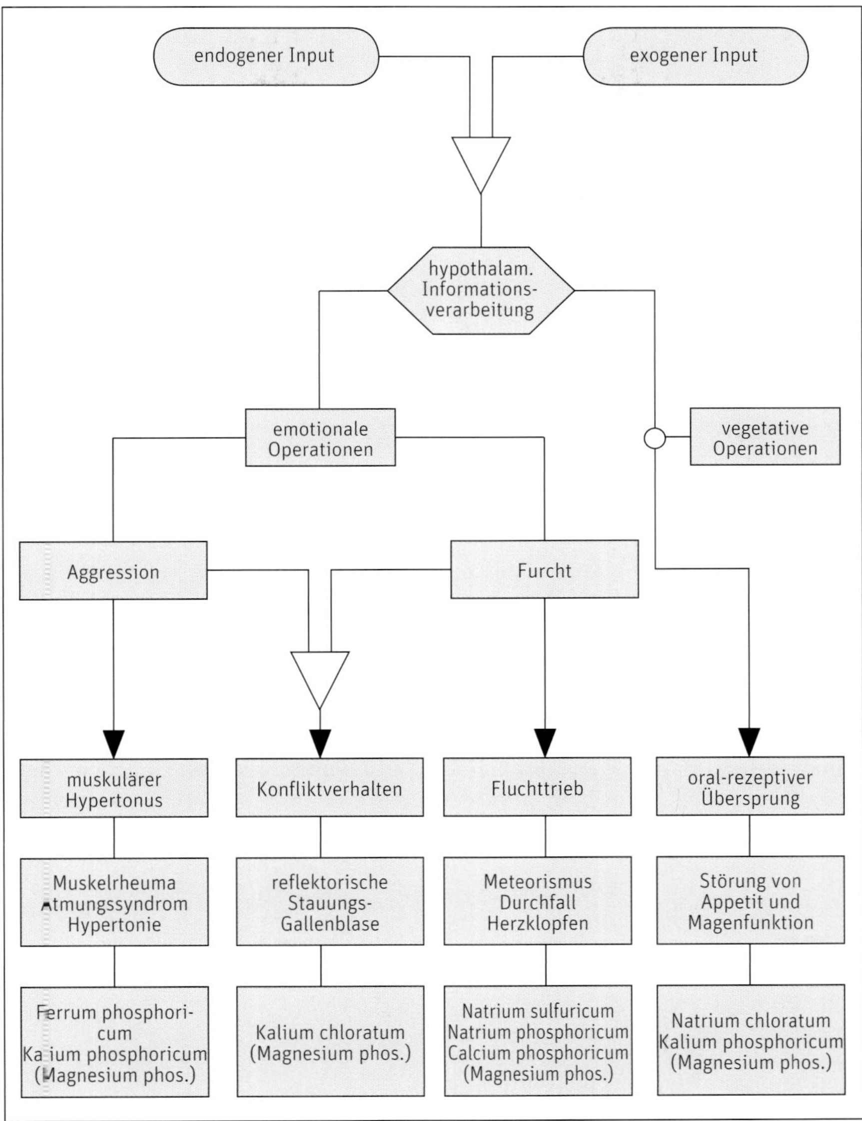

Abb. 24: Biochemische Therapie – psychosomatischer Symptomenkomplex

Die biochemische Behandlung der Schilddrüsenüberfunktion

Dieses Leiden wurde zu Schüßlers Zeiten zur erethischen Skrofulose gezählt und war unter dem obengenannten Namen noch nicht bekannt.

Demonstrationsbeispiele sollen aufzeigen, in welcher Weise Kombinationen mit Arzneimitteln anderer Richtung möglich sind. Allerdings sollte vermieden werden, die biochemischen Mittel mit essentiellen Mineralstoffen der Homöopathie zusammen zu verordnen, da gegenseitige Störungen nicht auszuschließen sind.

Nr. 1 Calcium fluoratum D6 – D12	Jugendliche Hyperthyreose mit Struma
Nr. 2 Calcium phosphoricum D6	Hyperthyreose hagerer, abgemagerter Jugendlicher und Erwachsener im mittleren Alter, nächtliches Herzklopfen
Nr. 3 Ferrum phosphoricum D6 – D12	Neurovasculärer Erethismus, Blutumlaufstörungen, Kongestionen, Hitzewallungen
Nr. 5 Kalium phosphoricum D6	Tachycardie, Extrasystolie, hyperkinetisches Herzsyndrom
Nr. 7 Magnesium phosphoricum D3 – D6	spasmophile Diathese, Stenocardie (D3), Extrasystolie, spastischer Meteorismus
Magnesium fluoratum D6	Wirkt ähnlich wie Nr. 1 Calcium fluoratum. Hyperthyreote Struma
Calcium chloratum D3	Dämpfende Wirkung auf die Erregbarkeit der Nerven. Thyreotoxikose, Basedow (bewährt sind niedrige Potenzen)
Ferrum sulfuricum D3 – D6	Hyperthyreose anämischer, unruhiger Mädchen

Ergänzungsmittel der Biochemie:

Nr. 13 Kalium arsenicosum D6	Anabol-wirkendes Mittel. Angst-, Unruhe- und Schwächezustände, beginnende Herzinsuffizienz
Nr. 14 Kalium bromatum D4 – D6	Beruhigungsmittel bei Erregungszuständen und Schlaflosigkeit, phasenweise depressive Verstimmung

Nr. 15 Kalium jodatum D4 – D6 (D12)	Weiche, pulsierende Struma, gesteigerter oxidativer Stoffwechsel mit Wärmeunverträglichkeit; erhöhter Blutdruck
Nr. 16 Lithium chloratum D4 – D6	Wirkt entgiftend auf das Drüsen- und Nervensystem, bei erhöhter Harnstoff- und Harnsäureausscheidung
Nr. 19 Cuprum arsenicosum D6	schwache, reizbare Personen, allgemeine Überempfindlichkeit des Nervensystems, Abdominalkrämpfe, Durchfälle bei Basedow
Nr. 21 Zincum chloratum D4 – D6	Nervenschwäche, Schlafstörungen, Nervenschmerzen
Nr. 24 Arsenum jodatum D6 – (D12)	Thyreotoxische Struma, schwacher, unregelmäßiger Puls, cardiale Dyspnoe

Kombinationen von Basis- und Ergänzungsmitteln:

Nr. 2 Calcium phosphoricum D6 im Wechsel mit Nr. 21 Zincum chloratum D4	Nervöse Übererregung, Erethismus Jugendlicher
Nr. 2 Calcium phosphoricum D3 im Wechsel mit Nr. 24 Arsenum jodatum D6 (D12)	Hyperthyreose, Basedow
Nr. 5 Kalium phosphoricum D3 im Wechsel mit Nr. 14 Kalium bromatum D4	Nervöse Erregungszustände mit Schlaflosigkeit und Depressionen

Kombinationen von biochemischen und homöopathischen Mitteln:

Nr. 1 Calcium fluoratum mit:	Spongia – Conium – Hedera helix – Lapis alb.
Nr. 2 Calcium phosphoricum mit:	Scutellaria lat. – Lycopus virg. – Sulfur jodatum – Cimicifuga (klimakterische Frauen)
Nr. 3 Ferrum phosphoricum mit:	Ferrum jodatum – Jaborandi
Nr. 5 Kalium phosphoricum mit:	Leonurus card. – Ammonium valerianicum – (Tct. Valerianae) – Spartium scop. – Chinin. arsen.

Schlusswort

Auf den ersten Blick erscheint die Biochemie eine höchst einfache, sogar zu einfache Methode zu sein. Dass dieser Schein trügt, erkennt man bereits auf den zweiten Blick. Das ist nicht verwunderlich, wenn man in Rechnung stellt, dass der Mineralstoffwechsel auf der untersten Ebene der Lebensfunktionen platziert. Mineralstoffe sind die ursprünglichsten und einfachsten Lebensstoffe, die der Evolution am Anfang zur Verfügung standen. Dennoch sind sie offensichtlich so elementar, dass das Leben auch später nicht auf sie verzichten konnte.

Die anorganischen Stoffe repräsentieren zugleich: Baumaterial, Struktur- und Milieubildner des internen Lebensraumes, regelnde und funktionserregende Substanzen, Informationsträger.

Gerade deswegen offenbart sich ihr Wirkungsbereich so vielseitig und nicht selten undurchschaubar oder gar widersprüchlich. Die Beteiligung als Co-Enzym an so vielen verschiedenen Stoffwechselprozessen hat zur Folge, dass sie teils fördernd, teils hemmend wirken. Nicht selten geschieht dies sogar in ein und demselben Funktionskreis. Das übersteigt oft die Vorstellungskraft, wodurch die Frage nach einem »Mangel« oder »Überschuss« gegenstandslos wird. Die hohe Komplexität des Lebens ist mittels einfacher Regeln und Formeln nicht zu beschreiben, und ohne diese Komplexität würde es nicht existieren.

Der Verdacht ist nicht von der Hand zu weisen, dass Schüßler zu dieser Erkenntnis letztlich gelangen musste. Vielleicht ist das auch der Grund, warum er wiederholt die Forderung stellte, das wissenschaftliche Erkenntnismaterial bei der Mittelfindung heranzuziehen. Es muss ihm aufgefallen sein, dass einfache Erfahrung auf induktiver Basis für seine Biochemie nicht ausreicht. Das würde auch seine ständige Suche nach synthetischen Arbeitsmodellen erklären. Leider entsprach das Wissen seiner Zeit nicht seinem Erkenntnisdrang, und Irrtümer wurden unvermeidlich. Doch sind wir der Überzeugung, dass sein Konzept richtig ist.

Schüßler wurde zum Begründer einer Idee, die bis jetzt noch keinen endgültigen Abschluss gefunden hat. Die enorme Ausweitung des wissenschaftlichen Erkenntnismaterials, das uns Heutigen vorliegt, hat mehr Rätsel zutage gefördert als gelöst. Es scheint, dass dies wohl zum Schicksal jeder wissenschaftlichen Entwicklung gehört. Damit erhält auch die Erfahrung in der Praxis einen neuen Stellenwert.

Krankheiten sind keine Defekte einer im wesentlichen fehlerfrei funktionierenden Maschinerie, die der Reparatur bedarf. Sie sind letztlich Überlebensstrategien der Individualperson innerhalb der Grauzone zwischen Chaos und Ordnung. Erkenntnis wird nur durch Suchen und Forschen erworben, das Ziel ist der Weg zu ihr, und noch ist niemand im Besitze der Wahrheit.

Anhang

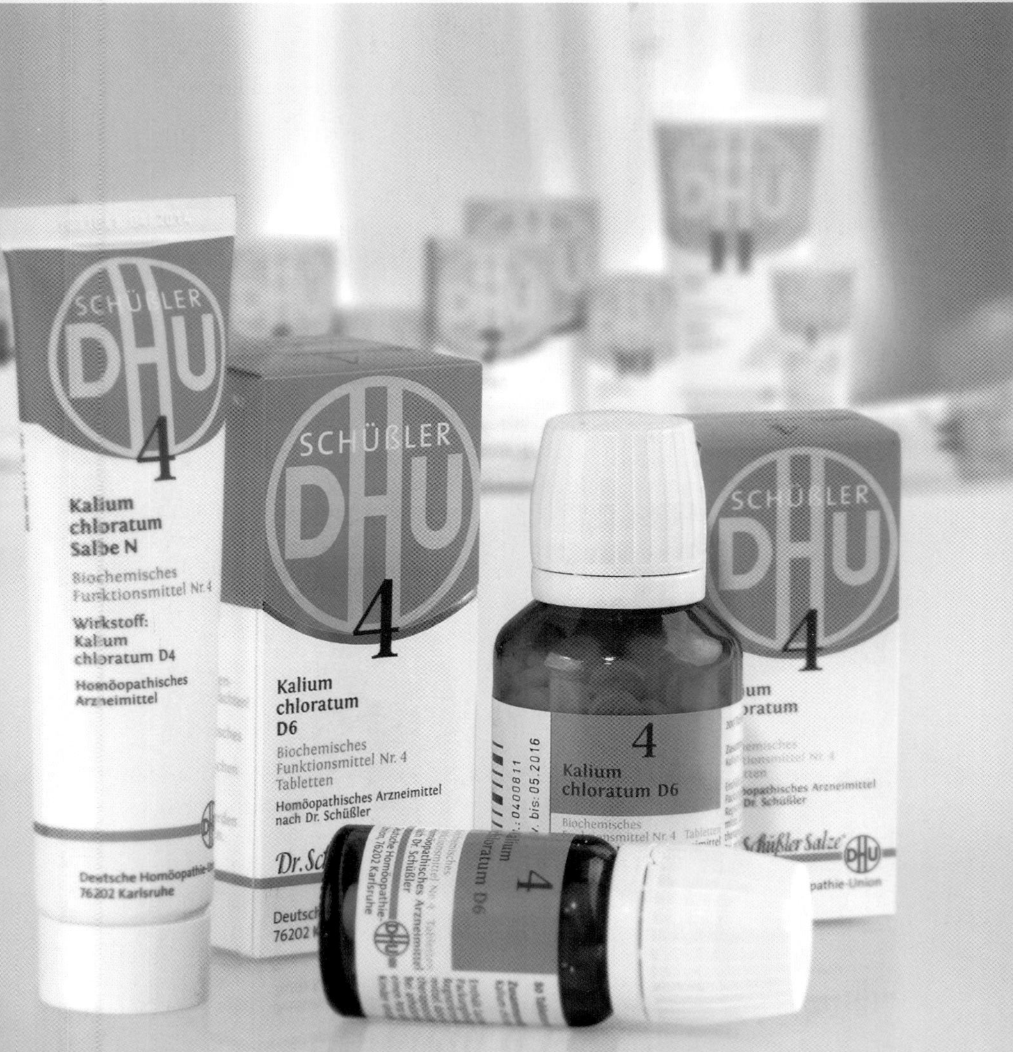
SCHÜßLER
DHU
4
Kalium chloratum Salbe N
Biochemisches Funktionsmittel Nr. 4
Wirkstoff: Kalium chloratum D4
Homöopathisches Arzneimittel
76202 Karlsruhe
SCHÜßLER
DHU
4
Kalium chloratum D6
Biochemisches Funktionsmittel Nr. 4 Tabletten
Homöopathisches Arzneimittel nach Dr. Schüßler
4
Kalium chloratum D6
Biochemisches
SCHÜßLER
DHU
4
Schüßler Salze

Die Lebensdaten Dr. med. Wilhelm Schüßlers

Geboren am 28. August 1821 in Zwischenahn im Großherzogtum Oldenburg

Medizinstudium von 1853 bis 1857 (Staatsexamen in Oldenburg)

Studienorte: Paris, Berlin, Prag

1858 ärztliche Zulassung in Oldenburg

1873 erste Veröffentlichung der biochemischen Heilmethode in Allgemeine Homöopathische Zeitung unter dem Titel »Eine abgekürzte homöopathische Therapie«, Oldenburg

1874 1. Auflage »Eine abgekürzte Therapie – gegründet auf Histologie und Cellular-Pathologie«, Oldenburg

Übersetzungen seiner Schrift in Englisch, Spanisch, Italienisch, Portugiesisch

1898 25. Auflage und Tod Dr. Schüßlers

Kurze Erklärung kybernetischer Grundbegriffe

Regelstrecke: Sie beschreibt praktisch alle biologischen Variablen, Funktionen und Zustände. Sie ist das, was geregelt werden soll. Alle physiologischen Abläufe unterliegen Störungen infolge innerer und äußerer Einflüsse (Regelabweichungen). Ständige Nachregelung ist daher zum Erhalt der Stabilität erforderlich, um chaotisches Verhalten zu vermeiden.

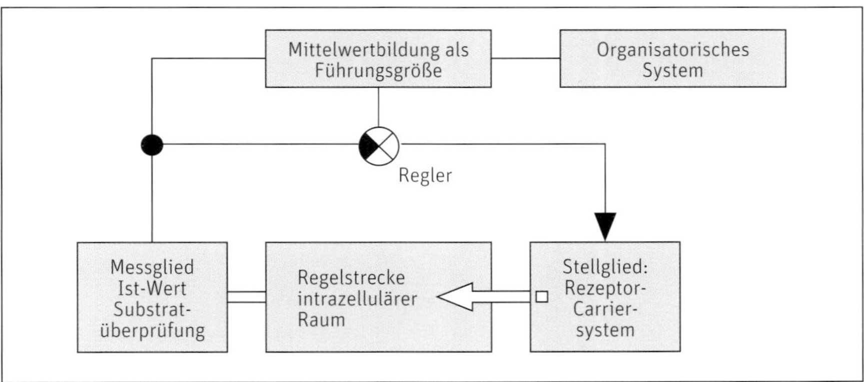

Abb. 25: Kybernetischer Regelkreis am Beispiel intra- und extra-zellulärer Homöostase

Die Führungsgröße ist eine Konstante, die dem Regler den erwünschten Wert vorgibt – den Sollwert, die Regelgröße.

Sie kann durch die Regelungsoperationen nicht verändert werden (zum Beispiel Körpertemperatur, Calcium- und Blutzuckerspiegel, Muskeltonus und so weiter). Unter bestimmten Bedingungen ist die Führungsgröße zentral veränderbar, wenn dies die innere oder äußere Situation erfordert.

Soll-Wert: Gewünschte Impulsstärke, Funktionserregung, abzüglich eventueller Verstümmelung der Information auf dem Informationskanal.

Ist-Wert: Der tatsächlich vorhandene Ist-Wert, der zum Regler geleitet wird.

Der Regler vergleicht Ist-Wert und Führungsgröße und kann den Soll-Wert entsprechend neu einstellen, falls keine Übereinstimmung besteht.

Die Zeichensymbole

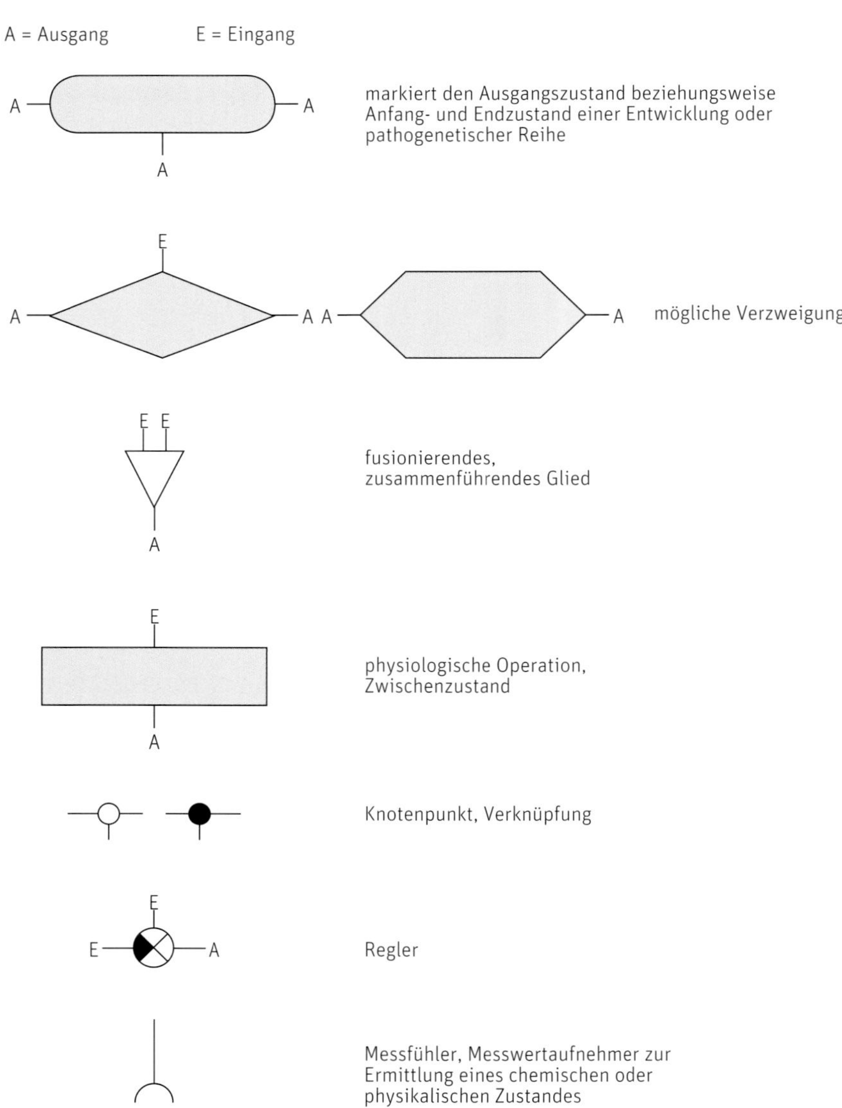

Stichwortverzeichnis

Hinweise von Dr. Schüßler sind im Verzeichnis fett ausgezeichnet, alle mageren Seitenzahlen sind Joachim Broy zuzuordnen (Beispiel: **84, 86,** 142).

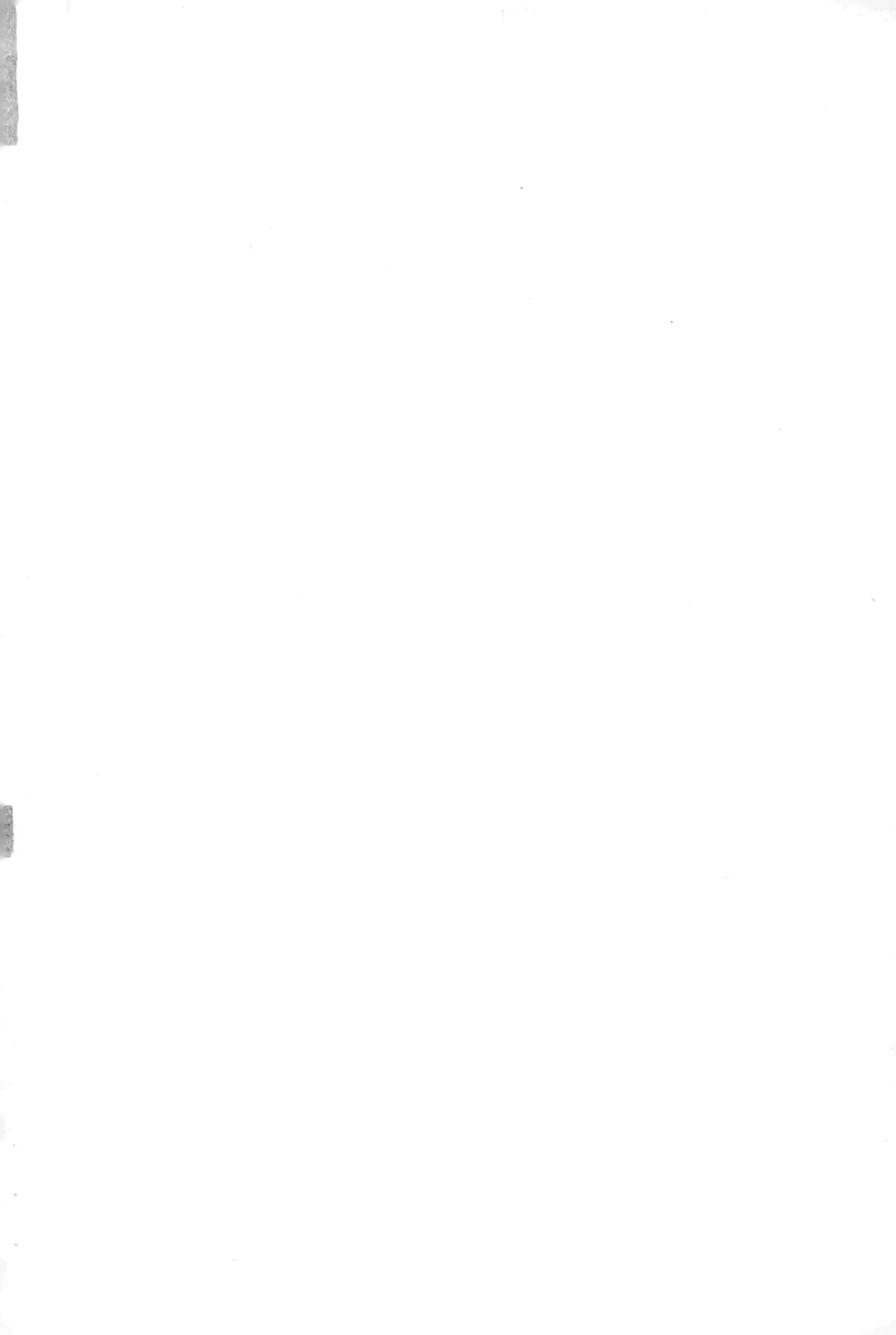